GU KOMPASS

Susanne Bohn

Leben in Balance

- So kommen Sie ins Gleichgewicht
- Von Job bis Freizeit

Für Thomas

Die Autorin

Susanne Bohn, geb. 1966, ist Beraterin für Personal- und Organisationsentwicklung. Schwerpunkte ihrer Tätigkeit sind Coaching und Beratung von Unternehmern und Führungskräften sowie die Durchführung des audit berufundfamilie®. 2003 initiierte sie das Internationale Business-Netzwerk Crossing Bridges und leitet seit 2006 das erste Cross-Mentoring-Programm in der Region Nürnberg. 2006 wurde ihr Seminarkonzept „Work Life Balance" mit dem Internationalen Deutschen Trainingspreis in Bronze ausgezeichnet. Susanne Bohn schreibt Fachbücher und Fachbeiträge und hat u. a. mit „Karrierekick Kind" und „30 Minuten für die Vereinbarkeit von Beruf und Familie" Ratgeber im Bereich Work-Life-Balance vorgelegt.

Weitere Informationen erhalten Sie unter
www.susannebohn.com

→ Check-in

Sie möchten auf Ihre Fragen kurze, prägnante und vor allem verlässliche Antworten erhalten. Dieser GU-Kompass bietet Ihnen schnelle Hilfe in allen Situationen, die kein langes Zaudern und Zögern gestatten. Ob unterwegs in der Jackentasche oder immer griffbereit am Arbeitsplatz: Jeder Titel dieser Reihe informiert Sie übersichtlich, aktuell, kompetent und lösungsorientiert.

- Jeder Sachverhalt wird auf einer Doppelseite geklärt. Suchen Sie Ihre Fragestellung, Ihr Stichwort, Ihr Problem im Inhaltsverzeichnis und steigen Sie einfach ein.
- Falls Sie unter großem Zeitdruck stehen und nur das Allernotwendigste nachschlagen möchten, halten Sie sich an das im Inhaltsverzeichnis optisch hervorgehobene „Last-Minute-Programm". Es zeigt Ihnen, worauf Sie keinesfalls verzichten sollten.
- Nutzen Sie den Service-Teil mit seinen ergänzenden Dokumenten sowie weiterführenden Hinweisen zu Büchern und Adressen, um bestimmte Aspekte zu vertiefen.

Ein ausgeglichenes Leben führen heißt, die eigenen Bedürfnisse gut zu kennen und danach zu leben. Dieser Kompass gibt Ihnen wertvolle Anregungen, wie Sie Ihre persönliche Lebensbalance finden und erhalten können. Aufgeteilt in vier Abschnitte erfahren Sie, wie Sie für Ihr körperliches Wohlbefinden sorgen, Ihre Arbeitsleistung in einem angemessenen Rahmen halten, Ihre wichtigsten Beziehungen pflegen und stabile Lebenswerte entwickeln können. Finden Sie mit einer Haltung innerer Balance zu einem ausgeglichenen und zufriedenen Leben!

Inhalt

→ Last-Minute-Programm

Die wichtigsten Punkte im Überblick!
Die farblich und durch Pfeile → gekennzeichneten Abschnitte bilden das Last-Minute-Programm. Halten Sie sich daran, wenn Sie sich auf das Notwendigste beschränken möchten.

Lebendige Beziehungen

Stabile Lebenswerte

Service

1. Work-Life-Balance-Test

Ihr Leben wird von vier Säulen getragen: Körper und Gesundheit, Arbeit und Leistung, Familie und Beziehungen sowie Lebenswerte. Sind alle Säulen im Gleichgewicht? Verteilen Sie Punkte von 1 (stimmt weniger) bis 3 (stimmt genau).

Körper/Gesundheit

Meine Turnschuhe sind nach einem Jahr durchgelaufen.	
Ich kann meistens gut schlafen und bin fit am Morgen.	
Wenn ich mir vornehme, mehr Sport zu treiben, kann ich meine Vorsätze gut umsetzen.	
Am Wochenende unternehme ich etwas Schönes.	
Ich gehe gerne auf dem Markt oder im Feinkostladen einkaufen.	
Regelmäßig gönne ich mir ein Wannenbad und eine ausgiebige Massage.	
Am Büfett genieße ich gerne und gleiche das am nächsten Tag wieder aus.	
Durchgeschwitzt fühle ich mich richtig glücklich.	
Mindestens dreimal die Woche gibt es etwas Gesundes.	
SUMME:	

Arbeit/Leistung

Phasen der Belastung wechseln mit Phasen der Entlastung ab.	
In dieser Woche habe ich schon mehrfach positives Feedback bekommen.	
Ich schöpfe mein berufliches Potenzial total aus.	
Mein Job ist meine Leidenschaft!	
Ich entwickle mich gerne weiter und überlege, was ich Neues tun könnte.	
Mit den erwarteten Leistungsanforderungen im Job komme ich gut klar.	
Meinen Beruf habe ich mir selbst gewählt, da hat mir keiner reingeredet.	
Wenn ich etwas gut hinbekommen habe, klopfe ich mir auf die Schulter.	
Mein Vorgesetzter und meine Kollegen bekommen mit, was ich mache und gut kann.	
SUMME:	

Beziehungen/Familie

Wenn ich viel Stress habe, bekomme ich Ausgleich durch meine Familie und Freunde.	
Wenn es mir nicht gut geht, fällt mir sofort jemand ein, den ich anrufen kann.	
Es gibt nichts Schöneres als einen Kuschelsonntag im Bett!	
Die Tür bei mir im Büro steht für Kunden und Mitarbeiter meistens offen.	
Ich habe nicht nur Kumpels, mit denen ich weggehe, sondern auch gute Freunde.	
Unser Team geht gemeinsam durch dick und dünn.	
Meine besten Freunde sehe ich regelmäßig.	
Nach einer Krise mit meiner Familie folgt wieder Harmonie und Gemeinschaft.	
„Guten Leuten" im Betrieb sage ich auch, wie klasse ich sie finde.	
SUMME:	

Lebenssinn/Kultur

Regelmäßig finde ich Orte und Zeiten, um zur Ruhe zu kommen.	
Meine Lebensziele sind mir in meiner Arbeit und im Privatleben bewusst.	
Anregungen von anderen, z. B. Geistlichen oder meinem Vorbild, nehme ich gerne an.	
Hin und wieder gestalte ich gerne selbst kreativ.	
Wenn es Spaß macht, ist alles, was ich tue, in Ordnung.	
Ich lese regelmäßig gute Literatur.	
Ich bin spirituell interessiert und lasse mich dadurch anregen.	
Mein Leben hat einen deutlichen roten Faden.	
Manchmal gönne ich mir auch eine interessante Theater- oder Kleinkunstveranstaltung.	
SUMME:	

Je höher die Summe in den einzelnen Lebensbereichen, desto stabiler stehen Sie auf Ihren verschiedenen Säulen. Bei einem Ungleichgewicht holen Sie sich gezielt Anregungen, um Ihre Balance wieder herzustellen:

- Körperliches Wohlbefinden → ab Kapitel 2.
- Angemessene Arbeitsleistung → ab Kapitel 12.
- Lebendige Beziehungen → ab Kapitel 24.
- Stabile Lebenswerte → ab Kapitel 33.

2. Fit werden und bleiben

Körperliches Wohlbefinden ist die Basis für ein Leben in Balance. Wer mit Spaß in seine Gesundheit investiert, hat jeden Tag genügend Power.

Bewegung macht glücklich

Um für ihren Lebensunterhalt zu sorgen, mussten unsere Vorfahren jeden Tag weite Strecken zu Fuß zurücklegen. Auch heute tut es gut, Bewegung in den Alltag zu integrieren: Die Belohnung ist nicht nur ein positives Körpergefühl, sondern auch ein wacher Geist und ein Extraschub Kreativität. Aktivieren Sie diese heilsamen Energiereserven! Wenn wir Sport treiben, uns richtig ernähren und positiv an unser Leben herangehen, fühlen wir uns unschlagbar.

- Bewegung im Alltag: Wie gerne bewegen Sie sich? Wenn Sie an Sport denken, was empfinden Sie? Erinnern Sie sich an ein Erlebnis, bei dem Sie sich richtig verausgabt haben: Wie und wann wäre das wieder möglich?
- Ernährungsvorlieben: Was, wann und wie essen Sie? Haben Sie bereits eine Ernährungsweise entdeckt, die Ihre körperliche Fitness optimal fördert? Mit welchem Essensrhythmus bleiben Sie tagsüber geistig leistungsfähig?

Übung

Nutzen Sie die nächste verfügbare halbe Stunde für einen aktivierenden Spaziergang. Genießen Sie dabei jeden Atemzug und lassen Sie Ihren Gedanken freien Lauf. Entdecken Sie, welch tolle Ideen durch Bewegung entstehen können.

- Positive Grundhaltung: Was macht Sie im Moment so richtig zufrieden? Mit welchen Gedanken und Hoffnungen blicken Sie in die Zukunft? Was lässt Sie innerlich aufspringen und mit Begeisterung Schritt für Schritt auf Ihre Lebensziele zusteuern?
- Bewegen, bewegen, bewegen. Gönnen Sie Ihrem Körper bei jeder Gelegenheit Bewegung. Treppen statt Aufzug, Schulterkreisen auf dem Bürostuhl, Hanteltraining mit den Einkaufstüten. Spüren Sie, wie dabei Ihre Gedanken angeregt werden und Ihre Stimmung einen Kick erhält.
- Gehen Sie zum Fitness-Check. Regelmäßige medizinische Untersuchungen und Leistungschecks bei erfahrenen Experten geben Ihnen praktische Hinweise, mit welchen Sport- und Bewegungsübungen Sie Ihre Fitness erhalten oder ausbauen können. Nehmen Sie Präventionsangebote wie Blutuntersuchungen, Ruhe- und Belastungs-EKGs sowie Krebsvorsorgeuntersuchungen möglichst regelmäßig wahr. So erhalten Sie dauerhaft Ihr wertvollstes Gut: Ihre Gesundheit.
- Gemeinsam geht's leichter. Verabreden Sie sich mit guten Freunden zum Schwimmen, Joggen, Squashen oder Radeln, regen Sie mit einem Aushang in der Firma zur Gründung einer Fitness-Gruppe an oder inserieren Sie in lokalen Magazinen, um nette Mit-Sportler zu finden. Sie werden sehen: Zusammen bleibt man eher dran!

Tipp

Setzen Sie sich ein möglichst konkretes Fitness-Ziel, z. B. eine Stunde schwimmen oder joggen am Stück. Was können Sie dafür regelmäßig tun? Formulieren Sie einen konkreten Plan: Besser ist es, klein anzufangen, dann bleibt auch der Spaß nicht auf der Strecke. Starten Sie am besten gleich heute in Ihr neues, aktives Leben!

3. Den Lieblingssport finden

Sport muss Spaß machen – dann bleiben Sie auch dabei. Suchen und finden Sie Ihren Lieblingssport! Er ist der beste Ausgleich bei geistiger und seelischer Belastung.

Was bewegt Sie, Sport zu machen?

Sport erfüllt eine Menge Bedürfnisse:

- die Bewegung in der Natur zu genießen,
- schlank zu werden oder zu bleiben,
- in eine meditativ-kreative Stimmung zu kommen,
- die Gedanken laufen zu lassen,
- mit anderen Spaß zu haben,
- den Gedanken freien Lauf zu lassen,
- durch Endorphinausstoß ein High-Gefühl zu erzeugen,
- die eigenen körperlichen Grenzen zu testen und neue Ziele zu erreichen,
- gesundheitliche Belastungen auszugleichen.

Was bringt Sie in Bewegung? Fangen Sie an zu swingen, wenn Sie einen tollen Song hören? Dann buchen Sie den nächsten Kurs im Tanzstudio, Fitnesscenter oder bei der Volkshochschule.

Tipp

Um herauszufinden, was so viel Spaß macht, dass Sie es gerne auch regelmäßig tun, erinnern Sie sich an Ihre körperlich aktivste Zeit. War es der Mannschaftssport in der Schulzeit oder an der Uni? Welcher Sportverein bietet Ähnliches, und welcher Kurs passt gut in Ihren Terminkalender?

Welcher Sport passt zu Ihnen?

Was soll Ihnen der Sport vor allem bringen?
Ausdauer: Testen Sie, welche Ausdauersportart Ihnen guttut. Ist es Schwimmen, Radfahren, Joggen oder Nordic Walking?
Beweglichkeit: Ein guter Ausgleich zu einer sitzenden Tätigkeit sind neben dem einfachen Spaziergang z. B. Volleyball, Badminton oder Wirbelsäulengymnastik. Im nächsten Sportverein informiert man Sie gerne.
Stressausgleich: Bei Stress tut es gut, eine entspannende Sportart zu praktizieren. Probieren Sie Yoga, Tai Chi oder Kampfsportarten im Fitnessstudio oder an der VHS.

Wann ist die beste Zeit für Sport?

- Am Morgen: Gar nicht so schwer: für ein paar Dehn- und Fitnessübungen früher aufstehen oder ab und zu zu Fuß zur Arbeit gehen.
- In der Mittagspause: Liegt um die Ecke ein kleiner Park, wo Sie eine stramme Runde laufen können?
- Am Abend: Nehmen Sie die Sporttasche gleich zur Arbeit mit, so tricksen Sie den inneren Schweinehund aus, der zu Hause auf der Couch wartet. Oder Sie verabreden sich zum Squashen oder Walken mit Freunden. Genießen Sie Ihre Lieblings-Shows doch mal radelnd auf dem Hometrainer!
- Am Wochenende: Mit täglichem Training unter der Woche machen Sie sich fit für zeitaufwendige Sportarten am Wochenende.

Tipp

Wie wäre es mit einem Aktivurlaub? Testen Sie verschiedene Sportarten und wählen Sie eine oder zwei, die Ihnen richtig Spaß machen. Zurück im Alltag planen Sie zwei feste Termine pro Woche fürs Rendezvous mit Ihrem Körper!

4. Ausgeruht in den Tag starten

Wer viel powert, braucht viel Erholung, um die leeren Tanks wieder aufzuladen. Reservieren Sie mindestens sieben Stunden für Ihren Schlaf!

Regelmäßiger Schlafrhythmus

Die meisten von uns verbrauchen unter der Woche viel Energie und gehen entsprechend erschöpft ins Wochenende. Auch wenn es Ihrem momentanen Rhythmus zuwiderläuft: Versuchen Sie, am Wochenende in etwa zur selben Zeit wach zu werden wie unter der Woche. Anstatt wie sonst ins Bad zu stürmen und einen schnellen Kaffee zu trinken, gehen Sie den Tag aber ruhig und gelassen an. Ruhen Sie sich bewusst aus und gehen Sie am Sonntag früh ins Bett – so sammeln Sie neue Kräfte für die anstehende Woche.

Die meisten Menschen fühlen sich nach sieben bis acht Stunden Schlaf zwischen ca. 23 Uhr und 7 Uhr ausgeruht und fit für den Tag. Haben Sie für sich bereits herausgefunden, welche Schlafdauer und welche Schlafenszeit für Ihre Erholung optimal sind?

Tipp

Ausreichend Schlaf ist Balsam für Ihr Immunsystem, denn er schützt vor Energiekillern wie Grippeviren. Finden Sie ein Abendritual, das Sie unterstützt, sich an eine regelmäßige Zubettgeh-Zeit zu gewöhnen. Eine Tasse Tee um 21 Uhr lädt ein, mit einem entspannenden Buch den Tag ausklingen zu lassen, so dass Sie spätestens um 22.30 Uhr schlafen können.

Botschaften der Nacht

Sie gehen rechtzeitig zu Bett, fühlen sich am Morgen aber trotzdem unausgeschlafen? Vielleicht möchte Ihr Körper Sie darauf hinweisen, Ihre Lebensweise zu überdenken:

- Einschlafen: Schalten Sie langsam ab. Auch wenn Sie lange gearbeitet haben, schlafen Sie leichter ein, wenn Sie noch lesen oder ruhige Musik hören. Manchmal braucht Ihr Körper Unterstützung, um besser in den Ruhezustand zu kommen. Probieren Sie Entspannungsbäder mit Kamille, Lavendel, Baldrian und Melisse. Auch lauwarme Duschen tun gut. Gezielte Entspannungs- und Atemübungen mit beruhigender Musik unterstützen dabei, die Gedanken zur Ruhe kommen zu lassen und langsam abzuschalten.
- Durchschlafen: Wenn Sie in der Nacht häufig aufwachen, deutet das auf innere Unruhe hin. Müssen Sie im Moment ungewöhnliche Herausforderungen meistern? Nehmen Sie sich am Tag bewusst Zeit, eine Lösung für Ihr Problem zu finden, und gönnen Sie sich Entspannung: mit Yoga, Fantasiereisen oder progressiver Muskelentspannung.
- Frühes Aufwachen: Wenn Sie morgens öfter zwischen 4 und 5 Uhr wach liegen, sehen Sie das als wertvollen Impuls. Horchen Sie in sich hinein: In der Nacht ist das Unterbewusstsein besonders aktiv, und häufig hat es gute Lösungen für drängende Probleme parat.

Tipp

Planen Sie eine Woche Entspannungsurlaub. Hören Sie bewusst auf die Bedürfnisse Ihres Körpers und genießen Sie Faulenzen, Lesen, Schwimmen oder Saunabesuche. Integrieren Sie ähnliche kleine Inseln in Ihren Alltag, um sich von anspruchsvollen Tätigkeiten gut ausruhen zu können.

5. Bewusst und gut entspannen

Alle wichtigen Projekte sind im Terminkalender verankert. Nehmen Sie Zeit-Räume für sich selbst genauso wichtig und lassen Sie einfach mal die Seele baumeln.

Kennen Sie Ihre „Mach-mal-Pause-Signale"?

Jeder von uns braucht etwa alle 90 Minuten eine Pause, um bei den vielen Herausforderungen im gesunden Gleichgewicht zu bleiben. Sie wollen sich strecken, müssen gähnen, bekommen Hunger oder beginnen, Tagträumen nachzuhängen? So teilen Ihnen Körper und Geist mit, dass sie ein paar Minuten abschalten möchten. Wenn möglich, gönnen Sie ihnen diese Pause.

Konzentrieren Sie sich jetzt einfach nur auf Ihr Inneres. Dabei geben Sie Körper und Geist die Gelegenheit, neue Kräfte zu sammeln. In solchen Kurzpausen werden vermehrt Abfallstoffe aus Ihrem Zellgewebe abtransportiert, und Ihr Vorrat an notwendigen Botenmolekülen in den Zellen wird aufgefüllt. Die Akkus sind wieder voll? Dann auf in die nächsten energiegeladenen 90 Minuten!

Gut zu wissen

Wir Menschen sind von Rhythmen bestimmt, die unsere körperliche Energie, geistige Spannkraft und seelische Befindlichkeit beeinflussen. Machen Sie alle 90 bis 120 Minuten eine Pause: Atmen Sie tief ein und aus, dehnen Sie sich oder genießen Sie ein paar Minuten an der frischen Luft.

Entspannung im Terminkalender

- Täglich: Wann können Sie in Ihren Tagesablauf einfache Erholungsaktivitäten einplanen, die Ihnen für die nächste Leistungsphase Energie geben? Lassen Sie in Ihrer Tagesplanung soweit möglich auf 90 Minuten Leistung eine Entspannungsphase folgen.
- Wöchentlich: Wie verbringen Sie Ihre Abende? Können Sie sich erholen? Planen Sie an mindestens zwei Abenden pro Woche eine Ihrer Lieblingstätigkeiten aus der Kategorie „Nichtstun" ein.
- Monatlich: Schieben Sie ab jetzt ein wohltuendes Entspannungswochenende im Monat ein.
- Jährlich: Versuchen Sie, wirksame Entspannungsphasen einzubauen. Drei Wochen Abschalten von den alltäglichen Anforderungen wären ideal. Die Hochphasen der Jahresplanung sind abzusehen? Legen Sie in Absprache mit Kollegen und der Familie lange Wochenenden zum Energietanken fest.

Flexible Leistungsrhythmen

Von Natur aus können wir in Notsituationen eine Zeit lang auch ohne Pausen und Regeneration Höchstleistungen erbringen. Heute reizen wir diese Fähigkeit häufig selbst dann aus, wenn keine Katastrophen drohen. Achten Sie auf Ihr Pausen-Bedürfnis! Nur so erhalten Sie Ihre Energie und Lebensfreude auf Dauer.

Tipp

Nehmen Sie Ihren Kalender zur Hand und markieren Sie für die nächsten Tage, Wochen und Monate Zeitfenster, in die Sie Ihre Erholungsphasen genauso eintragen wie berufliche und private Termine. Nehmen Sie diese Termine ebenso ernst.

6. Genuss mit allen Sinnen

Essen bei Freunden: In der Küche hören Sie es brutzeln, später sehen Sie die Leckerbissen auf dem Teller, spüren Wärme im Mund und schmecken das würzige Aroma. Das bedeutet Genuss mit allen Sinnen!

Rundum genießen

Mit unseren fünf Sinnen orientieren wir uns in der Welt. Daneben eröffnen sie uns schier unerschöpfliche Möglichkeiten, zu genießen und uns wohlzufühlen.

- Die Augen entspannen. Welche Bilder und Farben lösen in Ihnen angenehme Gefühle aus? Umgeben Sie sich, soweit möglich, beruflich und privat mit dem, was Ihrem Auge guttut. Lassen Sie Ihre Augen mehrmals am Tag auf entspannenden Punkten ruhen.
- In Wohlklang baden. Klänge erzeugen Emotionen und beeinflussen unsere Stimmung. Wie können Sie die Vielfalt der Musik zur Begleitung in Ihrem Alltag werden lassen? Und wann ist Ihnen nach Stille zumute?

Gut zu wissen

Genuss und Kreativität hängen eng zusammen. Wenn Sie vor einer anspruchsvollen Aufgabe stehen, aktivieren Sie Ihre Sinne: Essen Sie in einer geschmackvollen Umgebung, hören Sie angenehme Musik, verwöhnen Sie sich mit einer Massage oder lassen Sie sich von einem Duft verführen. Sie werden es spüren: So gehen Sie mit doppelter Lust und vielen Ideen ans Werk.

- Auf der Zunge zergehen lassen. Nehmen Sie sich bewusst Zeit, die Zutaten beim Kochen auszuwählen, zu befühlen und zuzubereiten; und genießen Sie Ihr Essen.
- Kribbeln auf der Haut. Die Haut ist ein Spiegelbild unserer Seele. Geben Sie ihr alles, um sich wohl zu fühlen? Wenn Sie durch Massagen gut entspannen, gönnen Sie sich regelmäßig eine Fuß- oder Bürstenmassage unter der Dusche oder lassen Sie sich massieren.
- Ein Atemzug der Freude. Wir fühlen uns wohl, wenn die Chemie stimmt. Das gilt auch für die Düfte in unserer Umgebung. Haben Sie schon einmal bewusst den Geruch in Ihrem Büro oder Ihrer Wohnung wahrgenommen? Auch hier muss die Chemie stimmen. Lassen Sie sich durch Blumen, Tannenzweige oder Parfum inspirieren.

Sinnlichkeit und Erotik

Ein wunderbarer Ausgleich für tägliche Anstrengungen und geistige Hochleistungen ist es, sich ganz bewusst und ausschließlich auf den eigenen Körper und die Sinne zu konzentrieren. Ein Vollbad, Partnermassagen oder zärtliche Entdeckungsreisen mit den Händen lassen Sie in kurzer Zeit in einer anderen Welt ankommen, weitab vom Alltag und seinen Problemen. Gönnen Sie sich immer wieder solche Auszeiten und schaffen Sie sich Inseln der Sinnlichkeit. Schließen Sie einfach die Augen, hören und spüren Sie. Genießen Sie es, genau jetzt genau hier zu sein.

Tipp

Schenken Sie Genuss: Suchen Sie z. B. im Internet nach Events, bei denen Mehr-Gänge-Menüs, kombiniert mit Musik und gutem Wein, in einem stimmungsvollen Ambiente serviert werden. Gönnen Sie sich dieses Highlight, am besten mit einem lieben Menschen zu einem besonderen Anlass.

7. Essen, was mir guttut

Lukretius, römischer Philosoph, stellte vor 2000 Jahren fest: „Was den einen nährt, bringt den anderen um." Was schmeckt Ihnen – und tut Ihnen richtig gut?

Gutes Essen ist eine Frage der Persönlichkeit

In keiner wissenschaftlichen Langzeitstudie konnte bisher nachgewiesen werden, dass Menschen, die sich an festgelegte Ernährungsempfehlungen halten, gesünder sind oder älter werden als Vergleichsgruppen, die nach eigenen Gewohnheiten essen. Denn kein Körper gleicht dem anderen. Und schon in der Kindheit werden unsere Vorlieben und Abneigungen geprägt.

Finden Sie heraus, was für Sie ganz persönlich gesunde Ernährung bedeutet! Stellen Sie dabei Appetit, Genuss und Ihr körperliches Wohlbefinden in den Vordergrund.

- Mehrere kleine oder wenige große Mahlzeiten? Halten Sie es so, wie es Ihrem Stoffwechselrhythmus entspricht. Drei ausgewogene Mahlzeiten am Tag haben den Vorteil, dass sich Ihr Verdauungssystem zwischendurch immer wieder ausruhen kann.

Tipp

Wenn Sie ab und zu Ihre Prinzipien über den Haufen werfen und auf einer Party am Büfett so richtig zuschlagen, tun Sie es mit Genuss! Gleichen Sie es am folgenden Tag aus, indem Sie etwas weniger essen oder eine Extrarunde Sport einlegen.

- Trinken Sie viel Wasser oder Tee, um dem kleinen Hunger zwischendurch vorzubeugen. Zwei bis drei Liter Flüssigkeit pro Tag erfrischen und entschlacken. Gute Energiespender sind Rotbusch- oder Grüntee.
- Wenn Ihnen etwas nicht bekommt, verzichten Sie darauf, auch wenn es als besonders gesund gilt. Lassen Sie Essen liegen, wenn Sie satt sind oder keinen Appetit haben.

Finden Sie das richtige Maß

Bei überwiegend sitzender Tätigkeit brauchen wir relativ wenig Nahrung. Um den Kalorienbedarf zu decken, reichen eine sättigende und zwei kleine Mahlzeiten am Tag.

- Wie essen Sie gehaltvoll? Achten Sie auf eine gute Mischung der wichtigsten Inhaltsstoffe wie Kohlehydrate, Eiweiß, Vitamine, Mineralstoffe und Fette sowie auf die Qualität und Herkunft der Produkte. Mittlerweile bieten auch Supermärkte günstige Biowaren an.
- Was tun bei ständigem Appetit? Grundsätzlich ist unser Appetit ein wichtiger Wegweiser zu den Stoffen, die unser Körper braucht. Haben Sie allerdings ständig Lust auf Süßes, fragen Sie sich, ob möglicherweise ganz andere Bedürfnisse dahinterstecken. Wenn Schokolade nur ein Stresskiller ist, dann üben Sie Entspannungsmethoden. Auch Kaugummikauen hilft.

Wenn Sie beim Versuch, Gewicht zu reduzieren, bereits an mehreren Diäten gescheitert sind, lassen Sie sich unterstützen, z. B. durch Weight Watchers.

Tipp

Wenn Sie herausfinden möchten, welches Ernährungsverhalten am besten zu Ihnen passt, besuchen Sie einen Ernährungskurs, der auf Ihre individuellen Bedürfnisse eingeht. Erkundigen Sie sich beim Gesundheitsamt, der Volkshochschule oder im Internet.

8. Den inneren Schweinehund überwinden

Sie wollen Sport treiben, aber ein dickes Monster in Ihnen hält Sie ab? Sagen Sie stopp: Geben Sie sich selbst positive Unterstützung!

Schließen Sie Freundschaft mit Ihrem inneren Schweinehund

Kennen Sie das? Sie leiden unter Rückenschmerzen und wissen genau: Tägliche Gymnastik könnte diese Schmerzen lindern oder sogar zum Verschwinden bringen. Doch jeden Morgen dasselbe Problem: Sie sind einfach zu träge zum Aufstehen. Möglicherweise stecken tiefere Ursachen dahinter. Setzen Sie sich symbolisch Ihrem Schweinehund gegenüber und fragen Sie:

- Wovon hältst Du mich eigentlich ab? Was fehlt mir zu meinem Glück?
- Lebe ich so, wie ich leben möchte?
- Wer oder was fehlt mir auf meinem Lebensweg?

Übung

Nehmen Sie ein großes Blatt Papier. Zeichnen Sie symbolisch die Wegstrecke auf, die Sie bisher beruflich und privat zurückgelegt haben. Welche Landschaften haben Sie durchquert? Zeichnen Sie Ihre nächsten Etappen ein, wie z. B. eine Weiterbildung beenden, den Stadtlauf schaffen, eine neue Wohnung finden etc.

- Welche Werte sind mir wichtig, lebe ich danach?

Die Antworten können Hinweise auf tief sitzende Sehnsüchte sein. Wünschen Sie sich eine lebendigere Partnerschaft oder eine neue Aufgabe, die Sie morgens mit Motivation aus dem Bett treibt?

Wie Sie sich selbst besser kennen und respektieren lernen

Die Antworten, die Sie aus den voranstehenden Übungen erhalten haben, führen Sie direkt zu Ihren Bedürfnissen. Über die eigenen Wünsche Bescheid zu wissen ist der erste Schritt, sie umzusetzen. Nehmen Sie Ihr Leben in die Hand!

- Leben Sie Ihr Leben. Ihre Träume und Wünsche können durchaus real werden, wenn Sie sie als konkrete Ziele formulieren. Finden Sie heraus, was Ihnen wirklich wichtig ist, und befreien Sie sich von den Erwartungen anderer.
- Setzen Sie sich realistische Ziele. Sobald Sie konkrete Ziele vor Augen haben, wie z. B. Ihr Gewicht zu reduzieren, stellen Sie sich vor, wie es ist, wenn Sie schlanker sind. Ein tolles Gefühl? Legen Sie dann fest, bis wann Sie wie viele Kilos abgenommen haben möchten.
- Gehen Sie kleine Schritte. Wie können Sie Ihr Vorhaben in motivierenden Schritten umsetzen? Suchen Sie z. B. leckere, kalorienarme Rezepte und gestalten Sie sich ein Fitnessprogramm, bei dem Sie Spaß haben werden.

Übung

Stellen Sie sich eine Situation vor, bei der Ihr Schweinehund Sie häufig ausbremst, z. B. Englisch lernen. Notieren Sie sich, bei welchen Gelegenheiten Sie in Zukunft gutes Englisch brauchen werden. Versetzen Sie sich in diese Situation und spüren Sie, wie wohltuend es ist, die Sprache zu beherrschen. Entwerfen Sie einen konkreten Übungsplan.

9. Sich schön fühlen

Sie fühlen sich rundum wohl in Ihrer Haut? Herzlichen Glückwunsch! Ihre positive Einstellung ist der beste Grundstein für ein zufriedenes Leben.

Was Ihr Äußeres verrät

Wie würde Sie wohl jemand beschreiben, der Sie zum ersten Mal sieht? Welche Botschaften senden Ihr Körper und Ihr Outfit?

- Frisur: Lang und offen oder raspelkurz? Wählen Sie Haarlänge und Farbe so, dass Sie Ihrem Gefühl von Jugendlichkeit bzw. Reife entsprechen. Vielleicht nehmen Sie sich wieder einmal Zeit, sich von einem guten Friseur beraten zu lassen?
- Kleidungsstil: Stil hat nichts mit Preis zu tun. Wesentlich ist, dass Sie Farben, Stoffe und Schnitte wählen, die zu Ihnen passen. Testen Sie unterschiedliche Farbnuancen an Ihrer ungeschminkten Haut. Was lässt Ihren Teint strahlen? Bleiben Sie bei dem, was Ihnen steht. So entwickeln Sie Stil und laufen keiner Mode hinterher.
- Schmuck: Suchen Sie sorgfältig aus, was Ihre natürliche Schönheit noch braucht. Haben Sie schlanke Hände? Dann lenken Sie die Aufmerksamkeit mit Ringen darauf. Weniger ist mehr: Auch eine Uhr kann schmücken.

Übung

Stellen Sie sich in Ihrem Lieblingsoutfit vor den Spiegel. Bedenken Sie: Wie Sie sich im Innern fühlen, strahlt nach außen. Sagen Sie Ihrem Spiegelbild: „Ich bin ich und ich mag mich, wie ich bin." Sehen Sie sich die Zufriedenheit an?

- Figur: Ob groß oder klein, mollig oder schlank, wesentlich ist, dass Sie auf der Basis Ihrer natürlichen Körpergröße Ihren Körper so in Form bringen, dass Sie sich locker und selbstsicher bewegen können.

Auf welchen Bühnen sind Sie unterwegs?

Attraktivität heißt Anziehungskraft. Wir alle möchten uns attraktiv fühlen, um von anderen gemocht zu werden und mit ihnen ins Gespräch zu kommen. Ihre Kleidung kann Sie dabei unterstützen.

- Familie und Freizeit. Lassen Sie es sich hier ganz locker mit angenehmen Stoffen und Farben gut gehen. Tragen Sie, was Ihnen gefällt.
- Partnerschaft. Sie sind auf Partnersuche? Zeigen Sie selbstbewusst, was Sie zeigen wollen: einen schönen Rücken, das Dekolletee, schlanke Beine. Auch oder gerade in einer langjährigen Beziehung zeigt ein sexy Outfit: Dir zu gefallen ist mir genauso wichtig wie am Anfang. Ein schönes Kompliment.
- Job. Was fürs Vorstellungsgespräch gilt, hat auch danach Bestand: Im falschen Outfit bleiben manche Türen verschlossen. Umgekehrt kann die richtige Kleidung durchaus dazu beitragen, dass Sie Ihre Ziele erreichen. Überlegen Sie sich jeden Tag, mit wem Sie es zu tun haben werden. Retter in der Not kann ein Blazer werden, den Sie im Büro immer im Schrank hängen haben. So meistern Sie auch den Überraschungsbesuch eines wichtigen Kunden.

Tipp

Welche Farben und Schnitte Ihnen wirklich stehen, klärt eine persönliche Stilberatung (z. B. bei der VHS). Langfristig lohnt es sich auf jeden Fall, in Ihr überzeugendes Auftreten zu investieren.

10. Signale des Körpers deuten

Wer in Balance bleiben möchte, hört am besten auf seinen Körper. Gerade die typischen körperlichen Schwachstellen sagen Ihnen viel über Ihr Befinden.

Botschaften des Körpers ernst nehmen

Sie leiden unter Kopfschmerzen oder Magenstechen? Gut möglich, dass Ihre Work-Life-Balance nicht im Lot ist. Reagieren Sie sofort bei folgenden Anzeichen:

- Mach-mal-Pause-Signale: Horchen Sie immer wieder in sich hinein: Versucht Ihr Körper, Sie zum Pausemachen zu bewegen, indem er Sie gähnen lässt? Geben Sie seinem Ruhebedürfnis ein paar Minuten nach (→ 5. Bewusst und gut entspannen).
- „High" von den eigenen Hormonen: Wenn Sie unter Termindruck Erschöpfungsanzeichen ignorieren, kommt es durch Stresshormonausschüttung zu einer vorübergehenden Leistungssteigerung und dem Bedürfnis nach künstlicher Stimulierung (Kaffee, Nikotin, Schokolade). Trinken Sie in diesem Fall Wasser, gehen Sie ein paar Schritte oder machen Sie Pause am geöffneten Fenster.

Übung

Welche körperlichen Schwachstellen melden sich, sobald Ihr Stresspegel steigt? Konzentrieren Sie sich auf einen dieser Punkte, z. B. den Magen, und stellen sich eine Sprechblase vor, die von dort ausgeht. Welche Botschaft sendet sie?

- Leistungsstörungen: Je öfter Sie Anzeichen von Erschöpfung ignorieren, desto schneller fallen Leistung, Gedächtnis und Lernfähigkeit ab. Planen Sie bewusst ein, zwei Tage Entspannungszeit ein.
- Der Körper rebelliert: Sie haben bereits klassische Symptome wie Migräne oder Magenschleimhautentzündung? Ziehen Sie die Notbremse! Fragen Sie sich, ob Sie überhaupt noch Ihre eigenen Ziele und Wünsche verfolgen. Betrachten Sie, eventuell mit professioneller Hilfe, Ihr Arbeitspensum und Ihre Arbeitstechniken und lernen Sie Entspannungstechniken (autogenes Training, Yoga).

Hören Sie auf Ihre innere Stimme

Im Prinzip wissen wir alle, was uns guttut und was nicht. Doch gerade unter Stress arbeiten viele von uns in hoher Geschwindigkeit und ohne Pause. Wenn Sie in einer solchen Situation kurz innehalten, können Sie zwei Stimmen hören:

- Die Antreibende: Sie macht Ihnen vehement deutlich, dass Sie alles geben müssen. Die Antreibende zwingt Sie, mit Power an Ihren Aufgaben zu arbeiten, und schweigt erst, wenn Sie Ihr Ziel erreicht haben.
- Die Fürsorgliche: Kaum hörbar meldet sich eine weitere Stimme, um Ihnen mitzuteilen, was gut für Sie und Ihre Gesundheit ist. Diese Stimme wird mit der Zeit lauter und zeigt sich durch stärker werdende körperliche Anzeichen.

Hören Sie bewusst auf beide Stimmen und geben Sie ihnen entsprechenden Raum. Sie selbst haben es in der Hand, welche der Botschaften gerade Vorrang haben soll und wie sie miteinander harmonieren können.

Denken Sie daran

Akzeptieren Sie, dass Leistungsfähigkeit in Phasen verläuft. Hören Sie auf Ihren Körper, wenn er Ruhe fordert, und entspannen Sie sich ein paar Minuten.

11. Erste Hilfe für den Körper

Der Körper lebt von dem, was wir ihm gönnen: Couchliegen und Chipsessen machen träge, Sonne, Laufen und frisches Essen dagegen fit und zufrieden!

Große Wirkung mit wenig Aufwand

Wie können Sie es schaffen, sich ohne viel Aufwand zwischen Büroalltag, Einkaufen, Kochen, Familienleben und Freundetreffen rundum wohlzufühlen?

Schritt für Schritt

Mindestens 3000 Schritte am Tag sollte jeder von uns gehen, um die körperliche Grundfitness zu erhalten. So können Sie es schaffen:

- statt des Aufzugs lieber Treppen nehmen,
- Toilette im anderen Stockwerk nutzen,
- eine Haltestelle früher aussteigen oder einen weiter entfernten Parkplatz nehmen,
- Einkäufe zu Fuß erledigen,
- am Abend zum Spaziergang verabreden,
- einmal pro Tag um den Block laufen und dabei außer Atem kommen.

Ausgeglichen essen

Es gibt viele einfache Möglichkeiten, sich mit Genuss ausgewogen zu ernähren, zum Beispiel:

- Müsli- und Fruchtriegel mit Haferflocken und möglichst wenig Zucker als Zwischenmahlzeit,
- ein Obstkorb oder Nüsse und Trockenobst zum Naschen im Büro stehen haben,
- vitaminreiche Tiefkühlkost (Fisch, Gemüse, Vollkorn-Pizza), die außerdem einfach zuzubereiten ist,
- Salatteller in der Mittagspause,

- Paprika, Karotten und Selleriestangen mit leckeren Dips zum Knabbern,
- Vollkornnudeln für den Riesenhunger,
- warme Milch am Abend,
- frisches Multivitaminmixgetränk oder Obstmus aus tiefgekühlten Früchten zum Frühstück.

Positive Grundstimmung

Ein Tag ohne Lachen ist ein verlorener Tag, wusste schon Charlie Chaplin. So zapfen Sie Ihre Lebensfreude an und finden immer einen Grund zum Lachen:

- täglich mindestens 30 Minuten bei Tageslicht an der frischen Luft verbringen,
- sich morgens im Spiegel anlächeln und einen guten Tag wünschen,
- auf dem Arbeitsweg und in der Freizeit Kinder beobachten,
- die Witze in der Tageszeitung lesen,
- sich mit lebenslustigen Kolleginnen und Kollegen in der Mittagspause treffen,
- wichtige Beziehungen pflegen,
- Etappenziele, Meilensteine und Erfolge vor Augen halten und genießen,
- ausreichend Schlaf finden,
- Musik hören,
- täglich Ihre Lieblingsentspannung durchführen,
- Urlaube und Kurztrips planen und zwischendurch davon träumen,
- schöne Bilder mit positiven Erinnerungen ins Büro hängen.

Denken Sie daran

Die Lebensqualität hängt eng mit Ihrem Körpergefühl zusammen: Wenn Ihr Körper gesund und entspannt ist und Sie sich in Ihrer Haut wohl fühlen, verfügen Sie über optimale Energiereserven und eine wunderbare Basis für zufriedenstellende Beziehungen.

12. Mit Spaß bei der Arbeit

Wenn Sie Ihre Arbeit gerne tun, fördert das Ihre Lebensqualität. Stimmen Job und Motivation noch? Machen Sie den Check.

Was verleiht Ihrem Berufsleben Sinn und Bedeutung?

Widmen Sie sich Ihrer Aufgabe mit Engagement? Was motiviert Sie? Ist Ihr Beruf für Sie gleichzeitig Berufung? Beantworten Sie folgende Fragen und erkennen Sie, wie gut Sie sich mit Ihrer beruflichen Tätigkeit identifizieren:

- Was bereitet Ihnen an Ihrer Aufgabe am meisten Freude?
- Fühlen Sie sich bei Ihrem Arbeitgeber wohl?
- Entsprechen die Produkte und Dienstleistungen Ihren Wertvorstellungen?
- Passt die Ihnen übertragene Verantwortung zu Ihren Kompetenzen und Fähigkeiten?
- Ist Ihre Tätigkeit so abwechslungsreich, wie Sie es sich wünschen?
- Können Sie Ihre persönlichen Ideale verwirklichen?
- Sind Sie in der Lage, Ihre Kreativität und Ideen immer von Neuem umzusetzen?

Tipp

Prüfen Sie im Halbjahresrhythmus, ob Ihre berufliche Tätigkeit noch Ihren Bedürfnissen entspricht. Suchen Sie notwendige Gespräche mit Ihren Vorgesetzten und entscheiden Sie sich immer wieder neu für Ihre Aufgabe. Wenn das nicht funktioniert, leiten Sie konsequent notwendige Änderungsschritte ein.

- Haben Sie den Eindruck, Ihren persönlichen beruflichen Zielen ständig näher zu kommen?

Was fehlt Ihnen bei den „Nein"-Antworten zu Ihrer Zufriedenheit? Suchen Sie nach Möglichkeiten, die Themen zielgerichtet anzugehen.

Entspricht Ihr derzeitiger Job Ihren Kompetenzen?

Über- oder unterfordert? Wie steht es mit Ihrer

- Fachkompetenz? Sie bezieht sich auf den Inhalt Ihrer Aufgabe und umfasst Ihr Fachwissen, Ihre Berufserfahrungen, Ihre fachbezogenen Fähigkeiten und Ihr Know-how.
- Sozialkompetenz? Hier geht es um Ihre Fähigkeiten zur Kommunikation, Kooperation und Konfliktlösung, zur Übernahme von Verantwortung sowie um Ihre Führungs- und Teamarbeitsfähigkeit.
- Selbstkompetenz? Sie umfasst Fähigkeiten im Umgang mit der eigenen Person: Wie selbstdiszipliniert, selbstverantwortlich und zielstrebig sind Sie? Wie gut sind Sie in Zeitmanagement, Arbeitsorganisation und Stressbewältigung?

Haben Sie Kompetenzen hinzugewonnen, suchen Sie sich entsprechend neue Aufgaben! Entwickeln Sie umgekehrt Fähigkeiten, die Ihnen noch fehlen, z. B. durch Fortbildungen (→ 14. Potenziale ausschöpfen).

Übung

Zeichnen Sie eine Tabelle mit drei Spalten. In Spalte eins kommen all Ihre Fähigkeiten, die Ihre Fach-, Sozial- und Selbstkompetenz betreffen. Notieren Sie in der zweiten Spalte, ob und inwieweit Sie im Moment die Gelegenheit haben, diese Kompetenzen einzubringen. In die dritte Spalte schreiben Sie Ideen, wie Sie Ihre Fähigkeiten in Zukunft besser einsetzen können.

13. Herausforderungen? Gerne!

Motivationskick: Ein attraktives Ziel vor Augen und die Freiheit, den Weg dorthin selbst zu gestalten! Sogar Gegenwind wird da zur Herausforderung.

Sehen Sie Ihr Leben als spannendes Strategiespiel

Für die wenigsten von uns ist der Job nur zum Geldverdienen da. Die Arbeit soll Befriedigung verschaffen. Ein wichtiger Schritt dorthin: berufliche Spielräume vergrößern.

- Nehmen Sie Herausforderungen an. Suchen Sie sich Aufgaben, die Sie Ihren Zielen näher bringen. Sie fühlen sich einer Herausforderung nicht gewachsen? Wägen Sie Pro und Contra ab, bis Sie realistisch einschätzen können, ob es für Sie zu schaffen ist.
- Geben Sie Ihr Bestes. Zeigen Sie, was Sie können: Stecken Sie all Ihre Fähigkeiten in Ihre Projekte. Präsentieren Sie die Ergebnisse vor Personen oder Gremien, die Ihnen auch zukünftig spannende Aufgaben übertragen können.
- Genießen Sie den Kitzel des Abenteuers. Mit jedem Erfolg gewinnen Sie Souveränität und Gelassenheit. So wächst

Übung

Schreiben Sie auf ein großes Blatt Papier als Überschrift: „Was ich gerne anpacken möchte". Notieren Sie, was Ihnen einfällt, z. B. Drachenfliegen, MBA absolvieren. Priorisieren Sie Ihre Ideen und entwerfen Sie für die zwei spannendsten Vorhaben einen konkreten Plan zur Umsetzung.

der Mut für größere Herausforderungen. Trauen Sie sich, Neues anzupacken! Gehen Sie unbekannte Schritte mit Neugier an. Gibt es nicht viel mehr zu gewinnen als zu verlieren?

Souverän Ziele erreichen

Ob es um persönliche oder berufliche Ziele geht – diese Regeln unterstützen Sie bei der Umsetzung:

- Hinterfragen Sie Ihre Motivation. Machen Sie sich klar, warum Sie gerade dieses Ziel erreichen wollen; fragen Sie sich, ob es wirklich Ihr Ziel ist oder ob Sie jemand einen Gefallen tun wollen. Wenn Sie für andere arbeiten: Ist das Ziel für Sie trotzdem sinnvoll? Wenn nicht, ändern Sie lieber rechtzeitig den Kurs.
- Formulieren Sie schriftlich. Notieren Sie Ihr Hauptziel und gliedern Sie es in überschaubare Teilziele.
- Fangen Sie klein an. Beginnen Sie mit einfachen Schritten. So sehen Sie schnell Erfolge.
- Halten Sie einen Plan B bereit. Stellen Sie sich auf Hindernisse ein und überlegen Sie vorab, wie Sie im Fall der Fälle mit ihnen umgehen. Bei unerwarteten Ereignissen schreiben Sie Ihre Zielplanung entsprechend um.
- Suchen Sie sich Verbündete. Gemeinsam machen Aufgaben oft mehr Spaß. Finden Sie Gleichgesinnte, die Sie auf Ihrem Weg begleiten, entweder tatkräftig mit eigenem Interesse oder als Gesprächspartner.

Tipp

Setzen Sie sich bei laufenden Projekten ab und zu in den symbolischen Hubschrauber und betrachten Sie die Lage von oben. So sehen Sie, welchen Weg Sie schon zurückgelegt haben. Genießen Sie das Erreichte! Und freuen Sie sich auf die Herausforderungen der nächsten Etappe.

14. Potenziale ausschöpfen

„Nur wer sich ändert, bleibt sich treu", meint Wolf Biermann. Nutzen Sie die Fähigkeiten, die Sie mitbekommen haben, und bauen Sie sie kontinuierlich aus.

Welche Potenziale stecken in mir?

Ihre Ausbildung ist die Basis Ihres beruflichen Erfolgs. Von hier aus können Sie sich weitere Kompetenzen aufbauen. Nutzen Sie dazu auch Ihre außerberuflichen Neigungen.

- Kindheitsträume: Womit haben Sie sich als Kind beschäftigt? Haben Sie gerne gemalt, gebastelt, Musik gemacht, geschauspielert? Überlegen Sie, wie Sie die seitdem brachliegenden Fähigkeiten wiederbeleben können.
- Hobbys: Was machen Sie in Ihrer Freizeit leidenschaftlich gerne? Welche Hobbys finden derzeit keinen Platz in Ihrem Leben?
- Ehrenämter: Wofür engagieren Sie sich? Wie setzen Sie Ihre persönlichen Stärken im Sinn einer guten Sache ein? Was schätzen Ihre Mitstreiter vor allem an Ihnen? Für welche Aufgaben werden Sie gerne herangezogen?

Übung

Entwerfen Sie auf einem Blatt Papier eine Mindmap: Schreiben Sie in die Mitte „Mein Traumjob" und drumherum alle Gedanken dazu. Mit je einer Linie verbunden, notieren Sie weiterführende Gedanken zu jeder Idee. Wie können Sie diese Karte nutzen, um Ihre Fähigkeiten zu erweitern oder bewusster einzusetzen?

Wie bleibe ich beruflich am Ball?

Sie haben es in der Hand, Ihr Potenzial auszubauen, um für den Arbeitsmarkt interessant zu bleiben. Ihr Arbeitgeber kann Sie mit einigen Angeboten unterstützen. Suchen Sie aber auch selbst nach entsprechenden Weiterbildungen:

- Firmeninterne Seminare: Besprechen Sie mit Ihren Vorgesetzten, welche Angebote Sie zur fachlichen oder persönlichen Kompetenzerweiterung nutzen können.
- Nebenberufliche Fortbildungen: Sie wollen einen neuen beruflichen Weg einschlagen? Nutzen Sie Kurse von Instituten, die ihre Programme am Abend oder Wochenende anbieten (Sie finden sie z. B. bei der Industrie- und Handelskammer und im Internet).

Freuen Sie sich auf Ihre zukünftige Beschäftigung? Dann sind Sie auf dem richtigen Weg.

Verlassen Sie Ihre Komfortzone

Wer tut, was er schon immer getan hat, fühlt sich sicher, wird sich früher oder später aber langweilen. Jeder Entwicklungsschritt erfordert Mut, weil Sie ungewohnte Dinge tun müssen. Verlassen Sie Ihre Komfortzone in kleinen Schritten. Bereiten Sie sich auf jede Herausforderung so gut vor, dass das Risiko einschätzbar bleibt.

Tipp

Informieren Sie sich über Entwicklungstrends. Zukunftsforscher geben Hinweise, wie sich Arbeit und Berufsbilder verändern werden. Die Agentur für Arbeit informiert über neue Berufe und Qualifizierungsmöglichkeiten. In der internationalen Wirtschaftspresse lesen Sie, wie sich der Arbeitsmarkt national und weltweit gestaltet und möglicherweise gestalten wird.

15. Forderung statt Überforderung

Wer gefordert wird, setzt Energie frei. Überlegen Sie, bevor Sie neue Aufgaben übernehmen, ob Sie gut gerüstet sind. Mit umso mehr Begeisterung werden Sie sie meistern.

Mit Gelassenheit Herausforderungen angehen

- Schätzen Sie Ihre Belastbarkeit realistisch ein. Hören Sie auf Ihr Bauchgefühl: Wie reagiert es, wenn Sie sich Ihren Terminplan ansehen? Nehmen Sie Ihre körperlichen Signale ernst und übernehmen Sie neue Aufgaben nur, wenn Sie Zeit haben. Üben Sie, Nein zu sagen!
- Seien Sie geduldig mit sich selbst. Persönliche Ziele zu erreichen tut gut, solange Ihre wichtigsten Beziehungen und Ihre Gesundheit dabei zu ihrem Recht kommen. Schauen Sie immer wieder mit Abstand auf Ihr Leben und planen Sie Energie für soziale Kontakte und körperliche Fitness ein.
- Geben Sie Aufgaben ab. Sobald Sie eine neue Aufgabe annehmen, schaffen Sie den nötigen Freiraum, indem Sie

Übung

Stellen Sie sich vor, Sie haben für jede Ihrer verschiedenen Rollen einen Hut auf dem Kopf, z. B. Mutter, Kollegin, Vereinsvorsitzende. Checken Sie, ob die Anzahl Ihrer Hüte derzeit locker zu tragen ist. Falls nicht, reduzieren Sie allmählich Ihre unwichtigen Hüte auf höchstens 7; geben Sie Aufgaben ab.

prüfen, welche Tätigkeiten Sie gut abgeben können. Beenden Sie bisherige Verantwortlichkeiten so, dass Sie zuverlässig von anderen erfüllt werden können (→ 18. Teamarbeit entlastet).

Wie Sie mit Ihren Prioritäten leben und handeln

Ihre Leistungsfähigkeit ist begrenzt. Entscheiden Sie, welche Aufgaben erstrangig, zweitrangig und nachrangig zu behandeln sind. Setzen Sie Ihre Prioritäten bewusst. Erledigen Sie anstehende Aufgaben systematisch nach der Reihenfolge, die Sie ihnen zugewiesen haben.

- Wöchentliche Prioritäten setzen. Füllen Sie Ihre Zeit mit zielführenden Aktivitäten, die Sie über die Woche verteilen. So verbinden Sie Ihre langfristige Vision mit dem Tagesgeschäft, das vor allem dringliche Aufgaben beinhaltet.
- Den Tag planen. Sammeln Sie jeden Abend die wichtigsten Aufgaben für den anstehenden Tag. Prüfen Sie ihre Priorität und stellen Sie sie entsprechend zusammen. Legen Sie alle Unterlagen für die erstrangigen Aufgaben übersichtlich zurecht, damit Sie gleich am Morgen einsteigen können.
- Das Wichtigste zuerst erledigen. Nehmen Sie sich pro Tag drei wichtige Aufgaben vor. Erledigen Sie diese, angepasst an Ihre Tagestermine, vor allem anderen. Werden Sie unterbrochen, führen Sie danach diese Aufgabe zu Ende. Lassen Sie alles konsequent beiseite, was nicht zu Ihrem Ziel führt. Was längere Zeit liegt, wird entweder zur Priorität oder erledigt sich von selbst.

Tipp

Planen Sie realistisch. Schätzen Sie bei wichtigen Aufgaben, wie lange Sie ungefähr brauchen werden, und geben Sie sich zusätzlich 20 Minuten Puffer. So erreichen Sie Ihre Ziele eher.

16. Den Alltag locker meistern

Behalten Sie bei allen Arbeiten Ihren natürlichen Leistungsrhythmus im Auge. Planen Sie Phasen von Anspannung und Erholung.

Intensivieren Sie Ihre Hochs und Tiefs

Ein bewusst gestalteter Rhythmus kann zu beachtlicher Leistungssteigerung führen. Er unterstützt aktiv Ihr seelisches und körperliches Wohlbefinden.

- Bringen Sie sich in Topform. Vor einem Termin oder einer Arbeitsphase, die besondere Kreativität erfordert, können Sie Ihre Leistungsfähigkeit steigern: Schotten Sie sich für ca. 15 Minuten ab. Entspannen Sie, indem Sie sich ausschließlich auf Ihr Inneres und Ihre Atmung konzentrieren. Das lädt Ihre Akkus auf!
- Maximieren Sie Ihre Hochs. Schaffen Sie sich, wenn möglich, einmal am Tag ein „Flow"-Erlebnis. Machen Sie eine Pause, in der Sie entspannen, etwas trinken und frische Luft tanken. Sorgen Sie für ein bis zwei Stunden unterbrechungsfreie Zeit. Konzentrieren Sie sich auf Ihre Aufgabe. Wenn Sie anregende Musik hören, kann es passieren, dass Sie für einige Zeit alles um sich herum vergessen und mit Ihrer Aufgabe verschmelzen.

Tipp

Schaffen Sie im Büro die Bedingungen für ruhiges Arbeiten. Stellen Sie Ihr Telefon für 90 Minuten um oder reservieren Sie ein Besprechungszimmer, um Terminsachen konzentriert zu Ende zu bringen.

- Strukturieren Sie Besprechungen. Planen Sie vor Besprechungsbeginn Zeit für informellen Austausch. So passen sich die Tagesrhythmen der Teilnehmer einander an. Dauert ein Meeting länger als 90 Minuten, schlagen Sie eine Pause vor. Planen Sie bei anspruchsvollen Terminen immer 10–15-minütige Pausen ein.

Entspannungsideen für den Arbeitsalltag

- Den toten Punkt überwinden: Stellen Sie sich auf Ihren „Tiefpunkt" des Tages ein: Erledigen Sie Aufgaben, die weniger Konzentration erfordern, wie E-Mails beantworten, den kommenden Tag planen, den Terminkalender aktualisieren oder weniger anstrengende Gespräche führen.
- Effektive Minipausen: Nehmen Sie sich fünf Minuten Zeit und machen Sie es sich in Ihrem Büro im Sitzen bequem. Fixieren Sie einen konkreten Punkt, z. B. ein Bild an der Wand oder einen Baum vor dem Fenster. Atmen Sie ruhig, und Sie werden spüren, wie Sie nach fünf Minuten mit neuer Frische Ihr nächstes Leistungshoch ansteuern können.
- Aktive Erholungsphasen: Falls Sie keine Gelegenheit für richtige Ruhepausen haben, tun Sie fünf Minuten etwas Entspannendes: Kritzeln Sie vor sich hin, machen Sie sich eine Tasse Tee, räumen Sie Ihre Schubfächer auf oder schauen Sie die Fotos Ihrer Lieben an. Atmen Sie dabei bewusst tief ein und aus. Gehen Sie nach Möglichkeit kurz an die frische Luft.

Tipp

Nutzen Sie 10–20-minütige Entspannungsphasen, um neue Ideen zu kreieren: Stellen Sie sich eine Frage, die Sie stark beschäftigt. Konzentrieren Sie sich auf Ihre Atmung. So wird Ihr Unterbewusstsein aktiviert und schickt Ihnen eventuell eine Lösung.

17. Grenzen ziehen

Manchmal müssen Sie Forderungen anderer zurückweisen, um Ihren Bedürfnissen gerecht zu werden. Neinsagen erfordert Mut, fördert aber den respektvollen Umgang miteinander.

Was tun bei zu hoher Arbeitsbelastung?

Alles wächst Ihnen über den Kopf? Luft holen und sortieren: Prüfen Sie nach Dringlichkeit und Wichtigkeit. Welche Aufgaben gehören tatsächlich zu Ihrem Arbeitsbereich? Mit diesem Wissen unternehmen Sie am besten Folgendes:

- Sprechen Sie mit Ihren Vorgesetzten. Ihr Chef trägt eine Mitverantwortung dafür, dass Sie Ihre Ziele erreichen und angemessen gefordert werden. Wenn Sie sich überlastet fühlen, schildern Sie so konkret wie möglich, warum, und bitten Sie, die Aufgaben anders zu verteilen. Arbeiten Sie kooperativ mit Ihren Vorgesetzten zusammen.
- Finden Sie eine Strategie mit Ihrem Team. Berufen Sie eine Besprechung mit Ihren Kollegen ein, um gemeinsam eine Lösung zu finden. Nutzen Sie alle Ideen und ermutigen Sie die anderen, die anstehenden Aufgaben umzustrukturieren. So können Belastungen gerecht verteilt werden.
- Schaffen Sie kurzfristig Entlastung. Nehmen Sie Ihren Kalender und streichen oder verschieben Sie alle beruflichen und privaten Termine, die derzeit weniger wichtig sind.

Tipp

Markieren Sie sich in Ihrem Kalender jeden Tag, an dem Sie Ihren Arbeitsplatz zu Ihrer Wunschzeit verlassen haben. Aus welchem Grund hat das an diesem Tag funktioniert?

- Aktivieren Sie Ihr Frühwarnsystem. Lernen Sie aus Ihren Erfahrungen, indem Sie eine Tabelle anlegen mit dem Titel „Erfahren & gelernt". In die linke Spalte schreiben Sie das abgeschlossene Projekt, in die rechte Spalte, wie Sie zukünftig anders vorgehen möchten. Schon das Aufschreiben hilft, die Ideen in Ihrem Unterbewusstsein zu verankern. Immer wieder anschauen!

Wie ein „Nein" leichter fällt

- Nehmen Sie Ihren Terminkalender: Vergeben Sie für jede Aufgabe einen Zeitraum. Das gilt auch für Routinetätigkeiten wie E-Mails bearbeiten. Reservieren Sie Zeitfenster für komplexe Aufgaben, die Sie am Stück erledigen möchten. Bei einer Anfrage sehen Sie auf einen Blick: „Ich habe leider gerade keine Termine mehr frei."
- Stärken Sie Ihr Selbstbewusstsein. Wenn ein „Ja" von Ihnen erwartet wird und Sie ein „Nein" spüren, stellen Sie sich mit beiden Füßen fest auf den Boden und sagen Sie sich innerlich: „Ich habe ein Recht auf meine Meinung." Machen Sie das „Nein" den anderen leichter mit Antworten wie z. B.: „Ich brauche noch Bedenkzeit." Oder Sie sagen deutlich: „Nein, leider nicht", zeigen aber Verständnis für die Situation des anderen. Verzichten Sie auf Rechtfertigungen.

Übung

Stellen Sie sich eine Situation vor, in der Ihnen ein „Nein" noch schwerfällt, z. B. die Statistik für Ihre Kollegin zu überarbeiten. Die positive Konsequenz eines „Nein" wäre, dass Sie mit Ihren Aufgaben rechtzeitig fertig werden und z. B. zu Ihrer Familie kommen. Sagen Sie eindeutig „Ja" zu diesem Ergebnis, dann fällt es leichter, das „Nein" Ihrer Kollegin gegenüber zu formulieren.

18. Teamarbeit, die entlastet

Wenn sich in einem Team alle engagieren und an einem Strang ziehen, macht die Arbeit doppelt Spaß.

Was braucht ein erfolgreiches Team?

Überlegen Sie, wie das Teamspiel in Ihrem Arbeitsumfeld funktioniert; checken Sie dabei folgende Erfolgsfaktoren:

- Gemeinsame Ziele: Kennen Sie die Ziele Ihres Teams und Ihren Anteil am Teamerfolg? Wenn Sie sich unsicher sind, ob Sie Energien falsch einsetzen, klären Sie Ihre Aufgaben mit Ihrem Chef.
- Klare Aufgabenverteilung: Wissen Sie, was jeder Einzelne im Team zu tun hat, um die Ziele zu erreichen? Schon zu Projektbeginn sollte jeder seine Aufgaben kennen. Fragen Sie im Zweifel genau nach.
- Spielregeln: Gibt es klar vereinbarte Regeln, an die sich jeder hält? Tragen Sie mit dazu bei, dass alle so miteinander umgehen, dass sich jeder wohlfühlen kann.
- Gegenseitige Unterstützung: Gibt es in Ihrem Team verlässliche Vertretungsregelungen? Überlegen Sie, wer im Fall Ihrer Abwesenheit Ihre Aufgaben gut weiterführen könnte. Sprechen Sie mit Ihrem Chef darüber.

Tipp

Wichtig für jedes Team: Eine gemeinsame Strategie. Wie wäre es, sich einmal im Jahr an einem idyllisch gelegenen Tagungsort zu treffen, Erfolge zu feiern und die Zukunft zu planen? Fragen Sie Ihr Team und Ihren Chef.

- Einfache Arbeitsabläufe: Wenn Sie das Gefühl haben, dass Arbeitsabläufe einfacher und durchsichtiger gestaltet werden könnten, regen Sie das in Ihrem Team an.
- Vertrauensvolle Beziehungen: Wie gut kennen Sie sich untereinander? Teamgeist zu pflegen lohnt sich, etwa bei gemeinsamen Wanderungen oder gemütlichen Runden.

Jeder tut, was er am besten kann

Teams funktionieren besonders gut, wenn die Mitglieder unterschiedliche Stärken bewusst einsetzen. Sie haben das Gefühl, ein Kollege hat da Schwierigkeiten? Suchen Sie das persönliche Gespräch. Geben Sie Ihrem Kollegen faires Feedback: Was schätzen Sie an seiner Arbeit, wo sehen Sie Verbesserungsbedarf, wie könnten Aufgaben anders oder besser verteilt werden?

Wer trägt die Verantwortung im Team?

Erfolgreiche Teams haben vor allem die gemeinsamen Ziele im Blick. Führungskräfte in Teams koordinieren die Aufgaben und Abläufe. Sehen Sie nicht nur Ihren eigenen Aufgabenbereich, sondern übernehmen Sie für den gesamten Teamerfolg Verantwortung. Freuen Sie sich über jeden Meilenstein, den Ihr Team erreicht, und genießen Sie den gemeinsamen Erfolg, z. B. beim Betriebsausflug oder einer Büroparty.

Tipp

Nutzen Sie Teamarbeit auch im Privatleben! Verteilen Sie Aufgaben gerecht unter den Familienmitgliedern und unterstützen Sie Ihre Freunde bei Gartenarbeiten, Renovierung und Großeinkäufen. Je nach Geldbeutel können auch professionelle Lieferdienste, Haushaltshilfen, Boten oder Gärtner zum privaten Team werden.

19. Angenehme Arbeitsatmosphäre

Wer sich wohl fühlt, arbeitet engagiert und motiviert. Was können Sie aktiv für ein gutes Betriebsklima tun?

Halten Sie Ihr Beziehungskonto mit Ihren Kollegen im Plus

Stellen Sie sich vor, Sie führen mit jedem Ihrer Kollegen ein Beziehungskonto: Positive Erfahrungen werden als Plus vermerkt, unangenehme als Minus. Sorgen Sie dafür, dass das Konto für alle Menschen, mit denen Sie viel zu tun haben, ein Guthaben aufweist. Arbeiten Sie an positiven Arbeitsbeziehungen und schaffen Sie damit eine stabile Basis, um in Konfliktsituationen gemeinsam an konstruktiven Lösungen arbeiten zu können.

- Halten Sie Kontakt. Wenn Sie eine fachliche Frage haben, melden Sie sich bei Kollegen, die Ihnen weiterhelfen könnten. Haben Sie sich länger nicht gesehen, dann verabreden Sie sich zum gemeinsamen Mittagessen.
- Tauschen Sie sich aus. Erkundigen Sie sich nach den aktuellen Projekten Ihrer Kollegen und geben Sie bei Bedarf Tipps oder fachlichen Rat.

Übung

Gehen Sie in Gedanken die Menschen durch, mit denen Sie beruflich zu tun haben. Mit wem hatten Sie längere Zeit keinen oder kaum Kontakt? Werden Sie am besten gleich morgen aktiv: mit etwas Small Talk, einer fachlichen Frage oder einem gemeinsamen Mittagessen.

- Zeigen Sie persönliches Interesse. Wie geht es Ihren Kollegen? Fragen Sie nach, vor allem, wenn Sie bereits über Privates gesprochen haben.
- Überwinden Sie Grenzen. Pflegen Sie freundlichen Kontakt auch zu den Kollegen, die kaum auf Ihrer Wellenlänge sind. Grüßen Sie höflich und führen Sie ein wenig Small Talk. Jeder verdient es, beachtet zu werden. Und vielleicht wird gerade diese Person bei Ihrem nächsten Projekte wichtig?

Sie profitieren selbst, wenn Sie nicht nur Ihre Aufgaben erledigen, sondern auch auf die Pflege guter kollegialer Beziehungen achten. Das Zauberwort ist Networking.

Sorgen Sie für gute Stimmung

Bemühen Sie sich schon morgens um eine positive Haltung. So beeinflussen Sie nicht nur Ihre eigene Laune, sondern wirken auch auf andere positiv.

- Entspannt aufwachen: Stellen Sie Ihren Wecker einen Tick früher, um genügend Zeit zum Frühstücken, für Morgengymnastik und kurze Gespräche zu haben.
- Gelassen auf dem Arbeitsweg: Versuchen Sie, bereits mit einem Gefühl von Souveränität und Dynamik aus dem Haus zu gehen. Betrachten Sie Ihre Umwelt und die Menschen, die Ihnen begegnen, möglichst mit Wohlwollen.
- Angenehmer Arbeitsplatz: Schaffen Sie für sich und Ihre Kollegen ein Umfeld, in dem sich alle wohl fühlen können. Hat jeder Platz, sowohl engagiert zu arbeiten als auch sich zu entspannen und mit anderen auszutauschen?

Tipp

Sprechen Sie mit Kollegen über Nicht-Anwesende wertschätzend und respektvoll. Sorgen Sie dafür, dass vor allem in kritischen Situationen jeder als Mensch mit seinem persönlichen Hintergrund gesehen und akzeptiert wird.

20. Konflikte lösen

Überall, wo Menschen zusammen sind, entstehen Konflikte. Je früher sie bearbeitet werden, desto einfacher sind sie meist aus der Welt zu schaffen.

Wie erkennen Sie Konflikte rechtzeitig?

Entwickeln Sie Antennen für die Menschen Ihres Teams: Erkennen Sie Veränderungen in ihrem Verhalten? Folgende Beispiele helfen Ihnen, Reibungspunkte oder Konfliktpotenzial aufzuspüren:

- Sie erfahren von Entscheidungen, die sich zum Nachteil einiger Kollegen auswirken können; die entsprechenden Kollegen sind jedoch noch nicht informiert.
- Ein Kollege beschwert sich mehrfach über das Verhalten eines anderen Kollegen.
- Ihr Vorgesetzter ist Ihnen gegenüber unerwartet ernst und kurz angebunden.
- In Ihren Teambesprechungen herrscht immer öfter ein aggressiver Umgangston.
- Die Ergebnisse eines Projektmitarbeiters entsprechen nicht der vereinbarten Qualität.
- Sie erhalten Informationen von bestimmten Projektkollegen sehr kurzfristig oder unzureichend.
- Kollegen haben sich über Sie negativ geäußert.

Denken Sie daran

Sobald Sie spüren, dass ein Konflikt die konstruktive Arbeitsatmosphäre zu stören droht, übernehmen Sie Verantwortung: Je früher Sie aktiv werden, desto eher können Sie das Geschehen positiv beeinflussen.

Wie können Sie Konflikte deeskalieren?

- Analysieren Sie die Situation. Wer hat das Problem? Klären Sie Ihre eigene Rolle und entscheiden Sie, ob es sich lohnt, das Thema anzusprechen.
- Wagen Sie den ersten Schritt. Wenn Sie Ihr Anliegen ansprechen möchten, bitten Sie um einen Termin.
- Schildern Sie sachlich Ihre Wahrnehmung. Was haben Sie konkret beobachtet? Nennen Sie Vorteile, die Sie darin sehen, den Konflikt frühzeitig zu lösen.
- Stellen Sie Motive statt Lösungen in den Mittelpunkt. Wer an einem Konflikt beteiligt ist, denkt meist an Lösungen, die für ihn selbst am vorteilhaftesten sind. Weil das alle Konfliktparteien tun, streiten sie sich meist um die bessere Lösung. Es ist günstiger, wenn Sie die dahinterliegenden Motive und Bedürfnisse aufspüren und auf dieser Basis nach Lösungen suchen.
- Hören Sie aufmerksam zu. Wenn es zum klärenden Gespräch kommt, ist es wichtig, dass jeder aufrichtig ist. Bringen Sie Ihre Beziehungspartner zum Reden, indem Sie aktiv zuhören. Welche Bedürfnisse hat Ihr Gegenüber? Versuchen Sie, sich in ihn oder sie hineinzuversetzen.
- Streben Sie Win-Win-Lösungen an. Sobald alle Motive klar sind, machen Sie ein Brainstorming möglicher Lösungen. Bewerten Sie anschließend jeden Vorschlag gemeinsam und entscheiden Sie sich für ein Vorgehen, das am besten die Bedürfnisse aller berücksichtigt. Wie ist dieser Vorschlag im Alltag umzusetzen?

Übung

Erinnern Sie sich an einen Konflikt, der aus Ihrer Sicht gut gelöst wurde: Was war der Dreh- und Angelpunkt der Lösung?

21. Lob kommt an

Unternehmensberater Dale Carnegie meinte: „Wer mit Anerkennung knausert, spart am falschen Ort." Recht hat er. Wer freut sich nicht über ein ehrliches Lob?

Holen Sie sich Anerkennung

Mitarbeiterbefragungen bestätigen, dass Geld allein nicht glücklich macht. Menschen brauchen positives Feedback. Was können Sie selbst tun, wenn Sie sich mehr Anerkennung und Lob wünschen?

- Bitten Sie um Feedback. Wenn Sie am persönlichen Eindruck einer Person interessiert sind, fragen Sie doch einfach nach, wie sie z. B. Ihre Präsentation bewertet. Sagen Sie Kollegen und Vorgesetzten, zu welchen Aktivitäten Sie gerne Rückmeldung hätten, und geben Sie ihnen Zeit für ihr Feedback.
- Machen Sie Anerkennung zum Ritual. Schlagen Sie Ihrem Team vor, sich monatlich zu treffen, um sich über aktuelle Vorgänge auf dem Laufenden zu halten. Hier ist der beste Ort, die anderen nach Feedback zu fragen und ihre Anregungen in die eigenen Projekte zu integrieren.
- Feiern Sie Erfolge. Wenn Sie auf ein erreichtes Ziel besonders stolz sind, laden Sie doch ein paar Leute ein, von denen Sie wissen, dass sie sich mit Ihnen freuen! Genießen Sie das gute Gefühl des Erfolgs.

Tipp

Worauf sind Sie stolz in Ihrem Leben? Notieren Sie jeden einzelnen Punkt auf einer farbigen Karte. Schauen Sie sich diese Sammlung selbst produzierter Highlights immer wieder mit Freude an.

Schenken Sie Anerkennung

Wie Sie selbst wünschen sich natürlich auch alle anderen, wahrgenommen und gelobt zu werden. Im Kollegenkreis stehen dem oft Neid und Konkurrenz im Weg. Schade. Denn wäre es nicht befreiend, sich mit anderen zu freuen und ihre Erfolge anzuerkennen?

- Geben Sie spontan Feedback. Halten Sie Ihre Augen offen für Lobenswertes in Ihrer Umgebung. Ihr Kollege bemüht sich offensichtlich oder macht in einer Sache Fortschritte? Sprechen Sie es anerkennend an, indem Sie möglichst konkret schildern, was Ihnen positiv aufgefallen ist. Äußern Sie Ihre Freude darüber.
- Bedanken Sie sich. Bedanken Sie sich im beruflichen wie privaten Bereich auch für Kleinigkeiten, denn das wird oft vergessen. Behalten Sie selbst kleine Gefallen im Gedächtnis. Freuen Sie sich, wenn Sie bei der nächsten Gelegenheit die „Zinsen" zurückgeben können. Erwarten Sie im Gegenzug nicht für jede Gefälligkeit einen Ausgleich, sondern geben Sie gern und von Herzen.
- Loben Sie nach oben. Auch Ihr Chef hat ein Bedürfnis nach Anerkennung. Sagen Sie ihm, wenn Sie seine Entscheidungen unterstützen. Wie und in welcher Form, hängt von Ihnen selbst und Ihrem Chef ab.
- Sorgen Sie für positives Feedback. Regen Sie in Ihrem Team oder Ihrer Familie an, sich regelmäßig Zeit zu nehmen, um den anderen persönlich oder schriftlich mitzuteilen, was man besonders an ihnen schätzt.

Tipp

Sprechen Sie andere mit Namen an! Das zeigt Aufmerksamkeit und Anerkennung. Unseren Namen verbinden wir mit unserer Individualität; taucht er im Gespräch auf, öffnen wir uns für die Kommunikation.

22. Goldene Regeln für die Finanzen

Geld ist nicht alles, aber es beruhigt ungemein. Schaffen Sie sich mit ein wenig Planung ein sicheres Polster.

Entwickeln Sie Gelassenheit

Ein gelassener Umgang mit Geld tut gut. Streben Sie ruhig Ihren Zielen nach, aber sagen Sie sich gleichzeitig: „Wenn es schief geht, komme ich auch damit klar, weil es für mich auch anderes im Leben gibt, was mich erfüllt."
Finden Sie Ihre persönlichen Möglichkeiten, sich finanzielle Sicherheit zu schaffen.

- Erkennen Sie Ihre Potenziale und arbeiten Sie damit, indem Sie Ihre Fähigkeiten zielgerichtet für Ihre berufliche Entwicklung einsetzen.
- Investieren Sie Geld, das Sie entbehren können, in Besitz oder Geldanlagen, die es vermehren.
- Nehmen Sie sich regelmäßig Zeit zu überlegen, wie Sie Ihr Einkommen vergrößern bzw. Ihre Bedürfnisse reduzieren können, um Spielräume zu gewinnen.
- Kaufen Sie Dinge, die Sie brauchen, erst dann, wenn Sie ausreichend Geld dafür haben, um Schulden zu vermeiden.

Übung

Schreiben Sie Ihre materiellen Sehnsüchte groß und deutlich auf je ein Blatt Papier: „Ich hätte gerne … Ich würde gerne …". Brauchen Sie diese Dinge wirklich? Formulieren Sie dann konkret: „Das erreiche ich, indem ich …". Wie können Sie bereits morgen mit dem ersten Schritt starten?

- Vergleichen Sie Preise im Kleinen wie im Großen. Achten Sie aber auf Qualität, damit sich Anschaffungen langfristig lohnen.

Strategien für mehr Einkommen und Schuldenfreiheit

Für ein beruhigendes finanzielles Polster gehen Sie am besten schrittweise vor:

- Verschaffen Sie sich einen Überblick. Was haben Sie, was fehlt und woraus können Sie mehr machen? Sprechen Sie mit mehreren unabhängigen Finanzexperten und/oder Schuldnerberatern, um mit professioneller Hilfe eine Strategie für Ihren Finanzaufbau zu erstellen. Adressen finden Sie im Internet.
- Schätzen Sie den Wert Ihrer Arbeit ein. Könnten Sie mit Ihren Fähigkeiten und Ihrem Einsatz mehr Geld verdienen? Entwerfen Sie eine exemplarische Bewerbung und schätzen Sie Ihr neues Gehalt ein. Oder haben Sie bei Ihrem jetzigen Arbeitgeber die Chance, mehr zu verdienen? Dann sammeln Sie Argumente für eine Gehaltsverhandlung.
- Investieren Sie in Ihr berufliches Weiterkommen. Nutzen Sie Gelegenheiten, sich weiterzubilden und Ihren Wert zu steigern. Fragen Sie Ihren Arbeitgeber nach einer Gehaltserhöhung. Wenn Sie selbständig sind, investieren Sie gerade in Krisenzeiten zielgerichtet und kostenbewusst in Werbung, PR und Kontakte.
- Gehen Sie neue Wege. Verlassen Sie, wenn notwendig, Ihre Komfortzone bzw. Ihren aktuellen Arbeitsplatz, um Ihre finanziellen und beruflichen Ziele zu erreichen. Nehmen Sie Herausforderungen in einem neuen Arbeits- und Lebensumfeld offen an.
- Sichern Sie Ihre Altersvorsorge. Wie viel Rente möchten Sie im Alter erhalten und was müssen Sie dafür monatlich zurücklegen? Holen Sie Angebote von mehreren Finanzberatern ein. Prüfen Sie die Produkte mit Hilfe der Verbraucherberatung oder der Stiftung Warentest.

23. Erste Hilfe für den Job

Trotz Zeitmanagement wächst und wächst der Berg unerledigter Aufgaben? Im Folgenden finden Sie einige Anregungen für mehr Entlastung und Gelassenheit.

Erstellen Sie eine Stress-Landkarte

Wenn Ihnen alles zu viel wird, nehmen Sie sich 30 Minuten Zeit, eine Tasse Tee und gehen Sie folgendermaßen vor:

- Listen Sie auf einem großen Blatt alle Ihre Projekte auf.
- Sortieren Sie Ihre Stapel und verschaffen Sie sich erst einmal einen Überblick.
- Listen Sie alle Aufgaben auf.
- Klären Sie Ihre drei wichtigsten Prioritäten.
- Gliedern Sie die wichtigsten Projekte in Detailaufgaben.
- Markieren Sie alle Aufgaben, die Sie delegieren können.
- Schätzen Sie die benötigte Zeit ein und denken Sie daran, kleine Puffer zu lassen.
- Entwickeln Sie einen realistischen Plan, wann Sie welche Aufgabe selbst erledigen.
- Überlegen Sie, an wen Sie was delegieren können.
- Checken Sie Ihren Terminkalender: Sagen Sie weniger wichtige Termine ab.
- Organisieren Sie gezielt Unterstützung.

Sprechen Sie mit Vorgesetzten, Kollegen und Vertrauenspersonen

Holen Sie sich Unterstützung, indem Sie

- offen über Ihre Situation sprechen,
- gemeinsam Lösungen suchen,
- Verantwortung teilen,
- Grenzen deutlich machen.

Bauen Sie Regenerationszeiten ein

Selbst wenn Sie jede Minute doppelt nutzen könnten, schaffen Sie Höchstleistungen nur, wenn Sie zwischendurch Energie tanken. Hilfreich ist,

- für ausreichend Schlaf und den nötigen körperlichen Ausgleich zu sorgen,
- sich alle zwei Stunden für fünf Minuten zurückzulehnen und die Augen zu schließen,
- pro Stunde eine Tasse Tee und ausreichend Wasser zwischendurch zu trinken,
- dreimal fünf Minuten pro Tag an der frischen Luft zu verbringen und tief durchzuatmen,
- Gründe zum Lachen zu finden,
- zwischendurch, ohne dass andere es sehen, bei guter Musik zu tanzen,
- in der Freizeit mit Freunden über entspannende Themen zu sprechen,
- Termine auf das Nötigste zu reduzieren.

Entlastung schaffen

Delegieren Sie, wenn finanziell möglich, konsequent alle Routinetätigkeiten.

- Lassen Sie sich ausgewogenes, vitaminreiches Essen liefern oder zubereiten.
- Organisieren Sie sich Hilfe im Haushalt.
- Engagieren Sie Boten für Erledigungen.

Übung

Erinnern Sie sich, wann Sie eine berufliche oder private Stressphase souverän gemeistert haben. Was haben Sie unternommen? Notieren Sie sich die drei wichtigsten Punkte. Können Sie diese Punkte auch in Ihrer jetzigen Situation einsetzen?

24. Familienbande stärken

Wie geht's Ihren Eltern? Auch wenn der Kontakt abgebrochen ist oder Ihre Eltern verstorben sind, beeinflussen sie Ihr Leben weiter. Stärken Sie Ihre Wurzeln!

Pflegen Sie den Kontakt zu Ihrer Familie

Erwachsen sein heißt aufzuhören, die Eltern und ihr Verhalten für eigene Fehler verantwortlich zu machen. Versuchen Sie, Ihre Eltern und eventuelle Geschwister mit Abstand und Liebe zu betrachten.

- Alte Verletzungen verzeihen. Versetzen Sie sich in die Situation Ihrer Eltern zum damaligen Zeitpunkt und versuchen Sie, ihre Motive nachzuvollziehen. Können Sie sie heute, auf Basis Ihrer Lebenserfahrung, besser verstehen?
- Schwelende Konflikte lösen. Sie liegen mit Ihren Geschwistern im Clinch? Ergreifen Sie die Initiative. Wagen Sie als Erwachsene miteinander einen Neustart.
- Regelmäßige Kontakte planen. Wohnen Sie weit von Ihren Eltern weg, denken Sie schon im Januar daran, Wochenenden für Besuche einzuplanen. Melden Sie sich hin und wieder „einfach so" bei Ihren Geschwistern.

Tipp

Ein anstrengender Verwandtenbesuch steht an? Schreiben Sie vorab ein inneres Drehbuch, indem Sie sich einzelne Szenen vorstellen, die Sie voraussichtlich erwarten werden. Vor Ort können Sie lächelnd eine Szene nach der anderen abhaken.

- Positives sehen. Beginnen Sie, beim Rückblick auf Ihre Kindheit und Jugend auch zu sehen, welchen wertvollen Beitrag Ihre Eltern für Ihre Entwicklung geleistet haben. Auch schmerzhafte Erfahrungen können wertvoll sein.

Eine gute Beziehung zu Ihren Geschwistern wird auch bei möglichen Erbverhandlungen helfen, für alle eine befriedigende Lösung zu finden.

Übernehmen Sie gemeinsam Verantwortung für alternde Eltern

- Legen Sie alte Geschichten zu den Akten. Streit mit den Geschwistern macht es schwer, Lösungen für pflegebedürftige Eltern zu finden. Stellen Sie sich Ihre gemeinsamen Kindheitserlebnisse als Geschichten in einem Buch vor. Hier sind angenehme wie weniger schöne Szenen gesammelt. Legen Sie dieses Buch in Ihre „Vergangenheitsschatztruhe". Schreiben Sie ab jetzt ein neues Buch als erwachsene Person, die verantwortungsvoll für das Wohlergehen ihrer Eltern sorgt.
- Definieren Sie die Eltern-Kind-Beziehung neu. Lassen Sie sich darauf ein, Ihre einst starken und fürsorglichen Eltern als hilfsbedürftige Menschen zu sehen und drehen Sie in Ihrem inneren Familienbild die Verantwortungspositionen um. Jetzt sind Sie stark!
- Zeigen Sie sich kompromissbereit. In Gesprächen mit Geschwistern wiederholen sich alte Rollenmuster? Betrachten Sie die Situation aus der Sicht eines Erwachsenen und nutzen Sie Ihre Konfliktlösefähigkeiten.

Tipp

Schreiben Sie Ihren Eltern einen Brief, in dem Sie ihnen danken und verzeihen. Verbrennen Sie diesen Brief. Sind Ihre Eltern bereits gestorben, streuen Sie die Asche symbolisch auf das Grab.

25. Singleleben ade

Sie können zufrieden sein als Single oder mit der Person Ihres Herzens das Leben teilen. Wer in einer Beziehung lebt, nimmt am besten einen Rucksack voller Liebe und Toleranz mit auf den Weg.

Den richtigen Partner finden

Lassen Sie sich auf der sehnsüchtigen Suche nach einem lieben Menschen von folgenden Hinweisen beflügeln:

- Verabschieden Sie sich von Vergangenem. Analysieren Sie, was in früheren Beziehungen schief gelaufen ist. Und: Verzeihen Sie vor allem sich selbst.
- Bereichern Sie Ihr Leben. Sorgen Sie dafür, dass Ihnen Ihr Leben, Ihre Arbeit sowie Ihre Freizeit Spaß machen und Ihre Freundschafts- und Familienbeziehungen stabil sind. Diese Zufriedenheit werden Sie auch ausstrahlen.
- Schaffen Sie Gelegenheiten. Nutzen Sie Partys, Anzeigen und das Internet, um jemanden kennenzulernen. Informieren Sie auch Ihre Freunde, dass Sie auf der Suche sind. Stellen Sie sich darauf ein, dass es vermutlich mehrere Versuche braucht, bis der Glückstreffer kommt.
- Wählen Sie mit Herz und Hirn. Ihr Bauchgefühl wird Ihnen den ersten Hinweis geben. Auch wenn Ihre Gefühle Achterbahn fahren: Bleiben Sie aufmerksam und gestehen Sie sich eventuelle Haken frühzeitig ein.

Tipp

Besuchen Sie ein Flirtseminar, wenn Sie mehr Mut brauchen, um jemanden anzusprechen. Spielen Sie mit Ihrer Ausstrahlung und trainieren Sie langsam, auf lockere Weise Kontakt aufzunehmen.

So halten Sie die Liebe frisch

Um möglichst lange ein Leben zu zweit genießen zu können, gibt es viele schöne und wichtige Dinge zu tun:

- Finden Sie immer wieder gemeinsame Ziele.
- Reservieren Sie mindestens zwei Abende in der Woche füreinander; unternehmen Sie an einem Abend etwas, was beiden Spaß macht.
- Freuen Sie sich täglich an dem, was Sie an Ihrem Partner schätzen, und teilen Sie es ihm auch mit.
- Pflegen Sie Ihre körperliche Beziehung.
- Leben Sie auch Ihr eigenes Leben.
- Führen Sie regelmäßig offene und klärende Gespräche.
- Hören Sie sich gegenseitig zu und akzeptieren Sie unterschiedliche Sichtweisen.
- Denken Sie in kritischen Situationen an das, was Sie zusammenhält.
- Verzeihen Sie, sobald und wann immer es möglich ist.
- Bleiben Sie bei örtlicher Trennung per Telefon und E-Mail in Kontakt; nehmen Sie an den Erfahrungen des anderen aufmerksam teil.
- Werden und bleiben Sie der beste Freund Ihres Partners.
- Bleiben Sie unvorhersehbar.
- Genießen Sie mindestens eine Woche im Jahr Paarurlaub.
- Planen Sie jährlich einen gemeinsamen „Lebensvisionstag" ein. Sprechen Sie über Ihre Träume und Pläne.
- Begleiten Sie Ihren Partner einfühlsam bei natürlichen Krisen, die das Leben mit sich bringt.

Tipp

Notieren Sie alleine oder mit Ihrem Partner, was Ihnen am Anfang Ihrer Beziehung am meisten Spaß gemacht hat. Nutzen Sie die nächste Gelegenheit, genau das zu wiederholen!

26. Nachwuchs – ja oder nein?

Lassen Sie Herz und Verstand walten, wenn Sie vor der Überlegung stehen, ob Sie ein Kind bekommen möchten.

Sich für Kinder entscheiden

Zögern Sie noch, Ihrem Kinderwunsch nachzugeben?

- Wann ist der richtige Zeitpunkt? Sind Partnerschaft und Existenz gesichert, ist jeder Zeitpunkt der richtige. Finden Sie im Team mit Ihrem Partner Wege, wie Sie ein gemeinsames Kind in Ihr Leben integrieren können, egal ob Sie studieren, gerade ins Berufsleben einsteigen oder bereits auf Erfolgskurs sind.
- Welche Ziele verfolgen Sie? Planen Sie, Karriere zu machen, dann bauen Sie gedanklich eine Verlangsamung in Ihren Weg ein. Sehen Sie die Kleinkind- und Familienphase als vorübergehende Zeit. Es bleiben genug Jahre, sich danach weiter im Beruf zu engagieren.
- Was sagt Ihr Partner? Sprechen Sie mit Ihrem Partner und finden Sie gemeinsam eine „Kinder-Strategie“. Fällt es ihm schwer, Ihren Kinderwunsch zu teilen, holen Sie sich professionelle Beratung.
- Wie können Sie Beruf und Familie vereinbaren? Gibt es bei Ihrem Arbeitgeber oder im Wohnumfeld familienunterstützende Angebote? Entwerfen Sie mit Ihrem Partner Ihr individuelles Vereinbarkeitskonzept: Arbeitszeitverkürzung, mobiles Arbeiten und Kinderbetreuung. Wollen Sie für das Kind zu Hause bleiben, klären Sie Ihre Pläne für die Zeit nach der Familienphase.
- Wie viele Kinder wünschen Sie sich? Ein Einzelkind steht dicht bei den Eltern, ab zwei Kindern entsteht ein eigenes Kinderteam, das die Eltern entlastet.

Was tun bei unerfülltem Kinderwunsch?

Auf das lang ersehnte Wunschkind verzichten zu müssen, weil der passende Partner fehlt oder biologische Gründe dem Kinderglück im Weg stehen, kann ähnlich schmerzhafte Gefühle auslösen wie der Tod eines lieben Menschen. Akzeptieren Sie die schweren Gefühle und trauern Sie um Ihr ungeborenes Kind. Verabschieden Sie sich bewusst, z. B. mit einem langen Brief. Lassen Sie sich Zeit, den Schmerz zu überwinden. Sprechen Sie mit Menschen, die Ähnliches erlebt haben oder erleben und unterstützen Sie sich gegenseitig durch ihr Verständnis. Haben Sie die Trauer hinter sich gelassen, schenken Sie Ihre Liebe, Zeit und Zuwendung Menschen, die sie gut gebrauchen können. Falls Ihre Trauergefühle Sie derart überwältigen, dass es Ihnen schwer fällt, Ihren Lebensalltag aufrechtzuerhalten, lassen Sie sich professionell helfen oder besuchen Sie eine Trauergruppe.

Nur Mut zum zweiten Familienstart

Haben Sie bereits eigene Kinder und leben nach Ihrer Scheidung wieder in einer Beziehung? Wagen Sie es, auf der Basis Ihrer Liebe und gemeinsamer Zukunftsvorstellungen eine neue Familie zu gründen. Pflegen Sie weiterhin den Kontakt zu Ihren älteren Kindern und integrieren Sie die Familien mit viel Geduld. Helfen Sie mit, dass Freundschaften zwischen den Familien entstehen.

Übung

Stellen Sie sich gemeinsam mit Ihrem Partner vor, wie es wäre, ein (weiteres) Kind zu haben. Was würde sich positiv verändern? Wer würde dadurch auf welche Weise bereichert werden? Das kann bei der Entscheidungsfindung helfen.

27. Kinder sind klasse

Die Welt aus Kinder-Augen sehen, mit ihnen staunen und sich von ihrer Weisheit inspirieren lassen ist etwas ganz Besonderes.

Zeit für die Familie

Leben Sie mit eigenen Kindern oder mit den Kindern Ihres Partner zusammen? Gestalten Sie diese Lebensphase mit jedem einzelnen Kind so intensiv wie möglich:

- Gemeinsam Spaß haben. Finden Sie heraus, was Sie beide gerne tun und nutzen Sie diese Aktivität, um einen guten Kontakt zueinander zu schaffen und zu halten.
- Täglich aufmerksam sein. Nehmen Sie sich täglich mindestens 20 Minuten Zeit, um gut zuzuhören, was Ihr Kind bewegt. Nutzen Sie das Telefon von überall auf der Welt, um Ihrem Kind nahe zu sein.
- Entwicklungsphasen berücksichtigen. Ob Trotzphase, Einschulung oder Pubertät: Versuchen Sie, sich in die Bedürfnislage des Kindes zu versetzen. Finden Sie gemeinsam heraus, wie eine gut gestaltete Beziehung aussehen kann. Was wünscht sich Ihr Kind?
- Unternehmungen planen. Unternehmen Sie immer wieder mit jedem einzelnen etwas Nettes. Lassen Sie sich von Kindern anregen, mal etwas ganz Neues auszuprobieren.

Tipp

Schenken Sie Zeit. Sind Sie beruflich viel unterwegs, dann verschenken Sie Gutscheine für besondere Unternehmungen: Tiergarten mit den Kleinen, Stadtbummel für die Großen.

Kinder bereichern

Haben Sie keine eigenen Kinder und auch im Alltag wenig Kontakt? Testen Sie die folgenden Möglichkeiten:

- Kinder von Freunden: Beschäftigen Sie sich mit den Kindern Ihrer Freunde und lernen Sie diese genauer kennen. Wenn es Ihnen gefällt, bieten Sie sich für die Kinder Ihrer Freunde als Babysitter oder Freizeit-Entertainer an.
- Patenkinder: Nehmen Sie sich jeden Monat mindestens einmal Zeit für Ihr Patenkind und bauen Sie eine Beziehung auf, indem Sie zuhören, miteinander spielen und etwas unternehmen.
- Nachbarskinder: Beobachten Sie nach Feierabend, wie sich die Kinder in Ihrer direkten Umgebung vergnügen, und lauschen Sie entspannt und interessiert ihren Dialogen.

Für Kinder Verantwortung übernehmen

- Benachteiligte: Wollen Sie in größerem Maß helfen? Finden Sie heraus, wo in Ihrer Umgebung z. B. ein Kinderheim oder ein Asylbewerberheim ist. Erkundigen Sie sich, was Sie im Kontakt mit den Kindern Gutes tun können.
- Unterstützen Sie mit Ihren Stärken: Bieten Sie Kindern von Nachbarn, Freunden oder Verwandten Nachhilfe in der Schule an. Sprechen Sie mit Jugendlichen in Ihrem Bekanntenkreis als Coach über deren Zukunftsvorstellungen, wenn sie das wollen.

Übung

Erinnern Sie sich an einen Erwachsenen, mit dem Sie in Ihrer Kindheit besonders gerne zusammen waren. Was hat Ihnen an ihm gefallen? Überlegen Sie, wie Sie für Kinder in Ihrem Umfeld zu so einer wichtigen Person werden können.

28. Familie managen

Wenn Sie Familie haben, ist gute Organisation das A und O, ob Sie berufstätig sind oder nicht. Werden Sie zum vorausschauenden Familienmanager!

Eltern und Kinder als Team

Sehen Sie Ihre Familie als Team, das miteinander ein angenehmes Leben führen möchte. Die Aufgabe der Eltern ist, den Kindern zu vermitteln, wie man sein Leben eigenständig gestalten kann.

- Schaffen Sie eine gute Beziehungsbasis. Planen Sie regelmäßige Zeiten, in denen alle zusammen sind. Entspannen Sie miteinander und tauschen Sie sich über aktuelle Probleme und Gefühle aus. Das ist die beste Grundlage für ein stabiles, vertrauensvolles Verhältnis.
- Respektieren Sie sich gegenseitig. Zeigen Sie Verständnis für die unterschiedlichen Interessen. Versetzen Sie sich in andere hinein: Können Sie die Situation auch aus ihrem Blickwinkel betrachten?
- Fördern Sie Eigenständigkeit. Lassen Sie jedem Familienmitglied Raum für eigene Interessen. Unterstützen Sie jeden Schritt Ihrer Kinder auf das Ziel hin, ihr Leben selbst in die Hand zu nehmen.

Tipp

Gestalten Sie ein Familienstrategie-Wochenende: Das Alter der Kinder, die Beziehung jedes Kindes zu Ihnen und Ihrem Partner und Ihre persönlichen Wünsche für die Familienzeit stehen dabei im Mittelpunkt. Vereinbaren Sie, wie Sie Ihre Ziele gemeinsam Realität werden lassen möchten.

Wie managen Sie Ihre Familie möglichst effektiv?

- Regelmäßige Familienkonferenzen: Planen Sie einen festen Familientreff pro Woche: Hier werden alle wichtigen Themen besprochen und vereinbart, wie Aufgaben umgesetzt werden können. Zur Erinnerung hilft ein kleines Protokoll im Familienhandbuch.
- Gerechte Aufgabenverteilung: Stärken Sie den Teamgeist! Für Haushalt und Aufgaben, die allen zugutekommen, sind auch alle verantwortlich. Lassen Sie jedes Familienmitglied, je nach Fähigkeiten und Verfügbarkeit, seinen Teil übernehmen. Kontrollieren Sie sich gegenseitig.
- Einfacher Lebensstil: Leichter gesagt als getan: Beschränken Sie sich auf das Nötigste, was Haushaltsgeräte und Einrichtungsgegenstände betrifft. So ist es entschieden einfacher, die Grundordnung aufrechtzuerhalten.

Schaffen Sie sich Entlastung

- Private Netzwerke aufbauen. Pflegen Sie Kontakte zu den Eltern der Freunde Ihrer Kinder, zu Ihren Nachbarn oder freundlichen Senioren im nächsten Umfeld. Lassen Sie sich von ihnen unterstützen und vereinbaren Sie vorab, wie gerechtes Geben und Nehmen gestaltet werden kann.
- Aufgaben outsourcen. Listen Sie alle Tätigkeiten auf, die andere für Sie erledigen können. Entscheiden Sie, wie viel Geld Sie für die gewonnene Zeit investieren möchten.

Tipp

Nehmen Sie sich mit der ganzen Familie an einem Wochenende eine Stunde Zeit, um über die aktuelle Familienorganisation zu sprechen. Listen Sie alle Aufgaben auf, schätzen Sie den Aufwand ein und verteilen Sie die Arbeit gerecht.

29. Das erotische Kribbeln bewahren

Erinnern Sie sich noch an den Beginn Ihrer Beziehung, als Sie jede Gelegenheit genutzt haben, Ihren Partner körperlich zu spüren?

Zärtlicher Kontakt rund um die Uhr

In einer Paarbeziehung haben die Körper beider Partner eine eigene Beziehung zueinander aufgebaut. Geben Sie dieser Beziehung genügend Raum:

- Am Morgen: Stellen Sie Ihren Wecker so früh, dass Sie eine gemeinsame Zeit des Aufwachens haben. Schlafen Sie getrennt, dann vereinbaren Sie, wer wen am Morgen wachküsst.
- Während des Tages: Schenken Sie sich mehr oder weniger auffällige Berührungen auch nur im Vorübergehen.
- Am Abend: Gönnen Sie sich nach der Arbeit eine Pause, in der Sie dafür sorgen, dass Sie sich in Ihrem eigenen Körper wohlfühlen: Genießen Sie die körperliche Wärme des anderen, um zu entspannen, selbst wenn Sie ausgepowert sind.
- Beim Abschied: Verabschieden Sie sich jedes Mal so intensiv, dass Sie eine Zeitlang noch den körperlichen Druck Ihres Partners spüren können.

Gut zu wissen

Das wichtigste Sexualorgan ist das Gehirn. Dort schreiben Sie das Drehbuch für die schönsten Szenen Ihres Lebens. Nutzen Sie von Zeit zu Zeit bewusst Ihr Kopfkino, um allein oder mit Ihrem Partner Fantasien nachzuhängen.

Die Luft zum knistern bringen

- Zeigen Sie Ihre Reize. Pflegen und schmücken Sie Ihren Körper so, dass Sie sich selbst beim Blick in den Spiegel attraktiv finden. Welches Outfit wirkt auf Ihren Partner besonders anziehend? Überraschen Sie ihn bei der passenden Gelegenheit damit.
- Äußern Sie Ihre Wünsche. Sexuelle Vorlieben verändern sich. Fragen Sie Ihren Partner danach. Wenn es Ihnen schwerfällt, darüber zu sprechen, schreiben Sie Ihre Wünsche und Fragen auf ein Zettelchen und legen sie es auf das Kopfkissen des Partners.
- Das Schlafzimmer als erotische Oase. Welche Farben, Stoffe und Düfte hätten Sie gerne dort? Welche Wünsche und Vorstellungen hat Ihr Partner?
- Verabreden Sie sich. Wie wär's mal wieder mit einem Picknick? Laden Sie sich gegenseitig ein und organisieren Sie alles, was dazugehört! Im Mittelpunkt steht aber der Spaß, wie zur schönsten Zeit Ihrer Beziehung.
- Fotos wecken Erinnerungen. Gestalten Sie einen romantischen Abend zu zweit und erinnern Sie sich mit Fotos an Urlaubsorte oder besondere Liebeserlebnisse Ihrer intensivsten Beziehungsphase.
- Fahren Sie an einen romantischen Ort. Vor allem, wenn Sie Kinder haben, braucht es regelmäßig selbstinszenierte Flitterwochen. Ist der Nachwuchs bei Freunden oder Verwandten, stürzen Sie sich in die Zeit zu zweit an einem Ort, der schon in der Vorstellung Glücksgefühle weckt.

Tipp

Wenn die Flamme fast erloschen ist, nehmen Sie am besten einen Paartherapeuten in Anspruch. Lassen Sie sich Zeit, in behutsamen Schritten Ihren gemeinsamen körperlichen Genuss wiederzuentdecken.

30. Wahre Freunde?

Echte Freundschaft wächst über viele Jahre. Wenn Sie in Ihre wertvollsten Beziehungen investieren, können Sie ein Leben lang davon profitieren.

Checken Sie Ihren Freundeskreis

Haben Sie wenig Freizeit, dann überlegen Sie gut, mit wem Sie Ihre Zeit verbringen. Sortieren Sie in Ihrem Adressbuch aus, was zu Ihrer Vergangenheit gehört. Fragen Sie sich auf der Suche nach den wenigen wichtigen Freunden:

- Wem erzählen Sie als Erstes tolle Nachrichten?
- Mit wem teilen Sie traurige Erlebnisse?
- Wem können Sie Peinlichkeiten anvertrauen?
- Wen rufen Sie in Ihrer größten Verzweiflung an?
- Mit wem können Sie sich halb tot lachen?
- Wer ruft bei Ihnen an, wenn Sie sich längere Zeit nicht gemeldet haben?

Fällt es Ihnen schwer, Antworten auf diese Fragen zu finden, wird es eventuell Zeit, sich Schritt für Schritt einen neuen Freundeskreis aufzubauen.

Wie finden Sie neue Freunde?

Überlegen Sie, mit wem Sie sich beruflich oder privat besonders gut verstehen. Wer Ihnen zuerst einfällt, ist mög-

Übung

Zeichnen Sie auf einem Blatt Papier Ihren Lebensfluss von der Einschulung bis heute. Notieren Sie zu jeder Lebensphase Ihre Freunde. Wer liegt Ihnen heute noch am Herzen, wen würden Sie gern einmal wiedersehen?

licher Kandidat für eine neue Freundschaft. Was könnten Sie mit diesem Menschen in nächster Zeit unternehmen? Machen Sie ihm einen konkreten Vorschlag. Zeigen Sie Ihr Interesse, indem Sie sich ehrlich danach erkundigen, was den anderen derzeit bewegt. Bauen Sie allmählich Vertrauen auf und bleiben Sie aktiv in Kontakt, auch wenn sich Ihr Wunsch-Freund nicht so häufig meldet. Seien Sie allerdings auch offen dafür, wenn jemand weniger an einer Freundschaft interessiert ist; schenken Sie Ihre Aufmerksamkeit dann einem anderen interessanten Menschen.

Zeit für Ihre Freunde

Auch ein langjährig stabiler Freundeskreis braucht Pflege. Oft bilden unsere Freunde einen Teil unserer eigenen Persönlichkeit ab. Gehen Sie Ihren Interessen mit gleich Gesinnten nach:

- Zusammen sportlich aktiv sein. Mit welchem Ihrer Freunde könnten Sie Ihrem Lieblingssport nachgehen? Was lässt sich miteinander verknüpfen?
- Gemeinsam Musik machen oder genießen. Wer hat in etwa den gleichen Musikgeschmack wie Sie? Finden Sie heraus, wann das nächste Konzert stattfindet und verschenken Sie ein Ticket. Oder wie wäre es mit gemeinsamer Hausmusik? Packen Sie Ihr altes Musikinstrument gleich aus!
- Hobbys miteinander pflegen. Was machen Sie sonst gerne in Ihrer Freizeit, das zu zweit noch mehr Spaß macht? Wen könnten Sie dafür begeistern? Fallen Ihnen mehrere Leute ein, entsteht vielleicht sogar eine kleine Gruppe.

Tipp

Feiern Sie mal wieder! Gründe gibt es schließlich genug. Laden Sie all die Freunde, die Ihnen wirklich etwas bedeuten, zu einem Sommerfest, Ihrem Geburtstag oder einer Halloweenparty ein.

31. Kontakte pflegen

Mit anderen reden und lachen tut unheimlich gut. Ergreifen Sie die Initiative und gönnen Sie sich diese Auszeiten vom Alltag so oft wie möglich.

Pflegen Sie Ihre bestehenden Kontakte

Nachbarn: Nutzen Sie die zufälligen Begegnungen für ein Pläuschchen und zeigen Sie sich interessiert, auch wenn Ihnen die Lebenswelt Ihrer Nachbarn fremd erscheint.
Alte Freunde: Auch wenn sie in Ihrem Leben keine große Rolle mehr spielen: Erkundigen Sie sich hin und wieder bei alten Freunden, wie es ihnen geht.
Kollegen: Nehmen Sie Ihre Mitverantwortung wahr, für eine gute Kommunikation in Ihrem Team zu sorgen. Tauschen Sie sich aktiv und regelmäßig mit all Ihren Kollegen aus.
Familie: Melden Sie sich von Zeit zu Zeit bei Ihren Familienmitgliedern: Was bewegt sie? Wie geht es ihnen?

Wo treffen Sie Gleichgesinnte?

- Beim Sport/im Sportverein,
- bei kulturellen Veranstaltungen (Chor, Literaturkreis),
- in sozialen Engagementkreisen,
- in der Kirchengemeinde,

Tipp

Schlagen Sie Ihren engsten Freunden vor, sich regelmäßig ein- bis zweimal im Monat zum gemeinsamen Kochen oder zu Ausflügen zu verabreden. Was zum Ritual geworden ist, tut gut und ist organisatorisch einfach zu handhaben.

- in Vereinen,
- bei Frauen- oder Männernetzwerken,
- in politischen Organisationen,
- in Berufsverbänden.

Was wäre Ihre thematische Wunschrunde? Suchen Sie im Stadtwegweiser, dem Internet oder in den Gelben Seiten.

Ihrem Herzen etwas Gutes tun

Jeder sehnt sich hin und wieder nach jemandem, mit dem er sich austauschen kann, selbst der größte Einzelgänger.

- Hören Sie auf Ihr Inneres. Fragen Sie sich, woher es kommt, dass Sie das Zusammensein mit anderen meiden. Haben Sie etwas Schmerzhaftes erlebt? Welchen Anteil hatten Sie daran? Wie hätte es anders kommen können? Wie können Sie diese bessere Lösung heute trotzdem realisieren?
- Halten Sie Ausschau. In Ihrem Umfeld gibt es mit Sicherheit Personen, die ähnlich wie Sie etwas zurückhaltend sind. Wagen Sie den ersten Schritt und beginnen Sie ein freundliches Gespräch. Dann sehen Sie, ob ein Ausbau des Kontakts Ihnen guttun würde.
- Teilen Sie sich mit. Sie wissen nicht, wie Sie Ihren Wunsch nach Geselligkeit umsetzen können? Holen Sie sich Rat bei einem Freund oder Therapeuten, der mit Ihnen praktikable Schritte erarbeiten kann.

Tipp

Steht in nächster Zeit pro Woche mindestens ein Anlass im Kalender, bei dem Sie mit anderen in lockerem Rahmen zusammen sind? Falls nicht: Organisieren Sie selbst z. B. einen geselligen Abend zum Quatschen, schlagen Sie eine Radtour mit Picknick vor, versenden Sie eine Rundmail für einen Besuch im Kino oder laden Sie einen Freund zum After-Work-Cocktail ein.

32. Erste Hilfe für Beziehungen

In Freundschaften wie Paarbeziehungen kriselt es hin und wieder. Wie können Sie eine vernachlässigte oder festgefahrene Beziehung retten?

Starke Emotionen abbauen

Wenn es gekracht hat, schaffen Sie Distanz, um die Situation in Ruhe einschzuschätzen.

- Sprechen Sie mit Vertrauenspersonen.
- Klären Sie Ihre eigene Rolle.
- Versetzen Sie sich in Ihr Gegenüber.
- Reflektieren Sie Ihr eigenes Verhalten.
- Gestehen Sie sich eigene Fehler ein.
- Geben Sie auch schönen gemeinsamen Erlebnissen Raum.
- Spüren Sie Ihren Gefühlen zu Ihrem Beziehungspartner nach – positiven wie negativen.

Gute Lösungssituationen erinnern

Überlegen Sie, wie gute Konfliktlösungen bisher funktioniert haben:

- Was haben Sie genau getan? Was war hilfreich?
- Welche Strategien zur Beziehungsklärung liegen Ihnen am meisten?
- Wofür brauchen Sie Disziplin?
- Was benötigen Sie im Moment konkret?

Behutsam annähern

Wenn Sie sich innerlich vorbereitet fühlen, wagen Sie den ersten Schritt, indem Sie

- einen Termin für ein mögliches Gespräch finden,
- die Gesprächsbereitschaft klären,

- Verständnis zeigen,
- die Bedeutung der Beziehung für Sie vermitteln,
- aufmerksam und offen sind,
- Geduld haben.

Klärendes Gespräch führen

Die beste Vorbereitung auf ein Krisengespräch ist, sich auszuruhen und Kräfte zu sammeln. Versuchen Sie im Gespräch selbst, für beide Seiten eine Win-Win-Situation herzustellen, indem Sie

- genau zuhören,
- die Motive Ihres Gegenübers herausfinden,
- Ihre eigene Situation in Ich-Botschaften erläutern,
- Emotionen angemessen zeigen und die Gefühle des anderen ernst nehmen,
- das, was Sie geärgert hat, vorwurfsfrei schildern,
- falls nötig, das Gespräch beenden und später wieder neu aufnehmen,
- Zuneigung vermitteln,
- den Wunsch nach guter Beziehung deutlich ausdrücken,
- mögliche Lösungen anbieten.

Übung

Erinnern Sie sich, wie Sie in einem kritischen Moment in Ihrer Partnerschaft oder Freundschaft das Notwendige unternommen haben, um die Beziehung zu retten. Was haben Sie getan, um mit Emotionen umzugehen und das Gespräch auf eine Lösung hin zu lenken?

1.

2.

3.

Was können Sie künftig tun, um in entscheidenden Situationen verantwortungsvoll zu handeln?

33. Private Lebensziele finden

Ebenso wichtig wie Ihre berufliche Karriereplanung ist die Frage, was Sie privat erreichen möchten. Haben Sie ein Traum-Drehbuch?

Finden Sie Ihre private Lebensvision

Wer will nicht im Alter zufrieden auf sein Leben zurückblicken? Gestalten Sie Ihr Leben nach Ihren Vorstellungen:

- Nehmen Sie sich Zeit für Ihre Träume. Nutzen Sie Zeiten der Entspannung, um innerlich in die Zukunft zu schauen und sich vorzustellen, wie Sie Ihr Leben künftig entwickeln möchten.
- Träumen Sie gemeinsam. Sprechen Sie immer wieder mit Ihrem Partner darüber, wie Sie die gemeinsame Zukunft gestalten möchten. Kennen Sie seine/ihre Wünsche?
- Planen Sie in Lebensphasen. In welcher Lebensphase befinden Sie sich aktuell? Was steht als Nächstes an? Was wird sich beim Übergang verändern? Welche Chance zur Realisierung eines bestimmten Wunsches können Sie zu diesem Zeitpunkt gut nutzen?

Übung

Lehnen Sie sich zurück und stellen Sie sich vor, Sie sind ungefähr 75 Jahre alt und blättern gedanklich in Ihrer Lebensgeschichte. Welche Kapitel möchten Sie im Alter gerne lesen? Wie lauten die Überschriften dieser Buchkapitel, wie die möglichen Highlights Ihres Lebens?

- Entwickeln Sie Plan B. Wie sich die Dinge wirklich entwickeln, haben wir nur bedingt in der Hand. Was könnte eine Alternative zu Ihrem Wunsch-Drehbuch sein? Bleiben Sie offen für Ereignisse, die das Leben für Sie bereithält.

Wie lassen sich Ihre Lebenswünsche realisieren?

Nehmen Sie Ihre privaten Ziele ebenso ernst wie Ihre beruflichen Zielvereinbarungen. Ein wesentlicher Schritt zur Realisierung langfristiger Pläne ist es, sie aufzuschreiben oder zu visualisieren.

- Motivierende Zukunftsbilder: Welches Symbol passt zu Ihren Lebenswünschen? Ein Sonnenaufgang, ein Berg oder ein wogendes Meer? Finden Sie ein Foto, das Ihre langfristigen Lebensziele symbolisiert, und hängen Sie es gut sichtbar in Ihre Wohnung.
- Konkrete Projekte: Planen Sie eine längere Fernreise oder die Anschaffung eines Pferdes, indem Sie mit allen Beteiligten einen mittel- und langfristigen Projektplan entwerfen. Terminieren Sie die nötigen Meilensteine und notieren Sie die einzelnen Aufgaben.
- Finanzielle Basis: Wie viel Geld brauchen Sie? Wo könnte es herkommen?
- Geduld und Ausdauer: Stellen Sie sich im Alltag immer wieder vor, wie es sein wird, wenn Sie Ihr Ziel erreicht haben. Motivieren Sie sich durch die schöne Vorstellung.

Tipp

Planen Sie jedes Jahr ein Visionswochenende alleine oder mit Ihrem Partner/Ihrer Partnerin. Setzen Sie Ihre Wünsche und Ziele in konkrete Schritte um. Wie lassen sich diese Schritte so übers Jahr verteilen, dass Sie sie zielgerichtet und zugleich entspannt verwirklichen können?

34. Wert-voll leben

Wertvorstellungen sind Humus für unsere seelische Entwicklung. Sie geben uns ein Gefühl von Stabilität und bilden die Basis für Wohlbefinden und Glück.

Wie entstehen Werte?

Unser Weltbild wird im Wesentlichen in der Kindheit geprägt. Im Laufe des Lebens wandeln sich persönliche Werte: Wir machen neue Erfahrungen, begegnen prägenden Menschen, und auch die Gesellschaft, in der wir leben, verändert sich samt ihrer Moral. Überlegen Sie, welche Ihrer Werte sich über die Jahre gehalten und welche Sie neu entdeckt haben.

Ihr persönliches Grundgesetz

Was ist Ihnen wirklich wichtig? Bringen Sie die unten stehenden 20 Werte in eine Rangfolge von 20 (weniger wichtig) bis 1 (am wichtigsten): Fehlt ein für Sie wichtiger Begriff, notieren Sie ihn dazu.

- ☐ Ehrlichkeit
- ☐ Gesundheit
- ☐ Sicherheit
- ☐ Karriere
- ☐ Gerechtigkeit
- ☐ Abenteuer
- ☐ Macht
- ☐ Individualität
- ☐ Disziplin
- ☐ Freude
- ☐ Verantwortung
- ☐ Familiensinn
- ☐ Wohlstand
- ☐ Herausforderung
- ☐ Toleranz
- ☐ Entwicklung
- ☐ Kreativität
- ☐ Lebensfreude
- ☐ Gelassenheit
- ☐ Harmonie

In welcher Form spiegeln sich Ihre drei wichtigsten Werte im Alltag wider? Leben Sie sie beruflich, in der Familie, in Freundschaften?

Wohlfühlglück und Werteglück

Wohlfühlglück entsteht, wenn wir uns einen schönen Tag machen und das Leben genießen. Werteglück empfinden wir, wenn wir erreichen, was wir wirklich wollen. Kennen Sie das Gefühl von tiefem und erfüllendem Glück, wenn Sie etwas Bedeutendes im beruflichen oder privaten Bereich geschafft haben?

Leben Sie Ihre Werte

Gestalten Sie Ihr Leben so, dass Sie sich darin pudelwohl fühlen wie in einem kuscheligen Wollpullover.

- Kommen Sie in Einklang mit sich selbst. Verändern Sie Schritt für Schritt Ihr Leben, indem Sie sich in Ihrem Handeln immer mehr an Ihren Wertvorstellungen orientieren. Wie können Sie das, was Sie tun, so tun, dass es Ihren Werten entspricht? Was gibt Ihnen dabei Energie?
- Engagieren Sie sich für das, was Ihnen wichtig ist. Finden Sie heraus, wofür Sie sich gerne mit Leib und Seele einbringen und was Sie wirklich glücklich macht. Und: Tun Sie es!
- Werden Sie Lebenskünstler. Wenn Sie mehr und mehr nach Ihren eigenen Regeln leben, werden Sie das auch selbstbewusst ausstrahlen.

Übung

Notieren Sie Ihre drei wichtigsten Werte jeweils auf ein Blatt Papier. Wie konnten Sie diese Werte bereits konkret umsetzen? Führen Sie Ihre Liste fort, indem Sie dazuschreiben, was Sie noch tun könnten, um ein wertebasiertes und erfülltes Leben zu führen.

35. Ihr persönliches Lebensmotto finden

Haben Sie sich schon einmal gefragt, warum Sie ausgerechnet in diesem Jahrhundert, unter diesen Menschen und in diesem Teil der Erde geboren wurden?

Kostbare Lebenszeit nutzen

Wenn Sie noch auf der Suche nach Ihrer Lebensaufgabe sind, nehmen Sie sich täglich ein bisschen Zeit und beschäftigen Sie sich mit der Frage, was Ihr Leben sinnvoll macht oder machen könnte, z. B. Herausforderungen meistern, für andere da sein oder etwas Neues mitentwickeln. Sie wissen, was Sie wollen? Dann versuchen Sie, jeden Tag danach zu handeln und Ihrem Ziel näherzukommen.

Jedes Leben hat seinen Sinn

Jeder von uns ist auf einzigartige Weise mit seinem sozialen Umfeld verbunden und hat eine ganz besondere Bedeutung. Kennen Sie Ihre?

- Leben schenken: Ihre Kinder profitieren von Ihrer Aufmerksamkeit und Fürsorge. Leben Sie ohne Nachwuchs, können Sie für das Leben anderer eine große Bereicherung sein.

Übung

Stellen Sie sich vor, Sie spielen in einem Science-Fiction-Film und werden in einer bestimmten Mission auf die Erde gesandt. Warum wurden Sie ausgewählt? Was ist Ihre besondere Stärke? Was sollen Sie tun? Schreiben Sie Ihren Auftrag auf ein Blatt Papier: „Ich bin hier, weil ich …“

- Begabungen einbringen: Sie haben viele Talente. Wissen Sie, was Sie alles können? Lassen sich Ihre Fähigkeiten noch gezielter einbringen, um Ihren individuellen Lebensauftrag zu erfüllen?
- Lebensaufgaben realisieren: Wenn Sie wissen, was Sie erfüllt, überlegen Sie, wie es sich umsetzen lässt. Suchen Sie sich Verbündete und starten Sie gemeinsam z. B. Ihr Nachbarschaftsprojekt, die Schülerhilfe oder eine neue Mitsportzentrale.

Entdecken Sie Ihr Lebensmotto

Sie suchen einen Titel für Ihr Lebensdrehbuch? Beantworten Sie dazu folgende Fragen:

- Welcher Slogan passt am besten zu Ihren drei wichtigsten Wertvorstellungen? (→ 34. Wert-voll leben)
- Wenn Ihre Freunde und Familienangehörigen in einem Interview erläutern würden, was Sie besonders an Ihnen schätzen, was wären die häufigsten Beschreibungen?
- Mit welchen Aktivitäten hatten Sie bisher privat und beruflich Erfolg?
- Stellen Sie sich vor, an Ihrem 80. Geburtstag wird eine Laudatio auf Sie gehalten: Was würde dabei besonders hervorgehoben werden? Worüber würden Sie sich freuen?
- Welcher Text schmückt ein Denkmal, das Ihnen zu Ehren errichtet wird?
- Welche Gedanken kommen Ihnen bei der Formulierung: „Wenn ich könnte, wie ich wollte, würde ich ...“?

Übung

Machen Sie einen Spaziergang und überlegen Sie sich dabei, welches Motto bisher Ihr Leben geprägt hat. Klingt es so ähnlich wie „Alles wird gut“, „Augen zu und durch“ oder „Leben und leben lassen“? Welche Werte spiegeln sich darin?

36. Gelassen durch Spiritualität

Wer darauf vertraut, dass höhere Wesen unser Leben in wohlwollender Weise mitlenken, kann sich dadurch entlastet und geborgen fühlen.

Abstand und Richtung finden

Ihre letzte Beschäftigung mit Religion fand in der Schule statt? Schade. Denn Religion und Glaube können helfen, Dinge aus einem anderen Blickwinkel zu sehen. Was Sie bisher als Problem betrachtet haben, wird in diesem Licht zur wertvollen Lebenserfahrung. Wenn Sie sich gestresst fühlen, machen Sie sich klar: Wir Menschen sind nur ein winzig kleiner Teil des Universums und weniger wichtig, als wir uns oft selber nehmen.

Auf der Suche nach Spiritualität

- Sie sind gläubig? Welche Erlebnisse oder Personen haben Ihren Glauben geprägt? Gibt es eine Gemeinde oder ein spirituelles Zentrum, wo Sie Gleichgesinnte finden und Beistand bekommen?
- Religion war bisher weniger wichtig für Sie? Vielleicht gibt es trotzdem religiöse Gedanken, die Sie neugierig gemacht haben. Gibt es Menschen, mit denen Sie darüber ins Gespräch kommen können?
- Sie haben eigentlich mit der Kirche „abgeschlossen"? Wenn Sie eher negative Erfahrungen in Erinnerung haben, ist es hilfreich, ungünstige äußere Umstände vom Inhalt des Glaubens zu trennen. Welche spirituelle Erfahrung ist Ihnen in positiver Erinnerung geblieben? Warum?

Sie müssen auf Ihrer Suche nicht bei der christlichen Kirche haltmachen. Auch andere Religionen – von Buddhismus bis

Islam – können Ihnen spirituelle Impulse geben. Aber kombinieren Sie nicht nur verschiedenste Bruchstücke miteinander. Je gründlicher Sie sich mit einer Religion, ihren Gedanken und Werten beschäftigen, desto nachhaltiger ist die Wirkung auf Ihre persönliche Entwicklung.

Spiritualität im Alltag verankern

- Halten Sie Feiertage. Wenn Sie sich sonntags Zeit nehmen, die Kirchen der Umgebung zu besuchen, können Sie dabei eine Welt der Stille, des Gebets und der Spiritualität entdecken und miterleben.
- Lernen Sie beten. Mit Gott oder einer „höheren Macht" in Kontakt zu treten, kann vor allem in einer belastenden Situation hilfreich sein, wenn Sie niemanden haben, an den Sie sich wenden können. Fangen Sie einfach an zu erzählen – oder entdecken Sie, wie viel Kraft in überlieferten Gebeten wie zum Beispiel dem Vaterunser oder den biblischen Psalmen steckt.
- Gönnen Sie sich innere Einkehr. Viele Klöster bieten ein Programm für Menschen, die zu sich und Gott finden wollen. Schauen Sie im Internet unter Begriffen wie „Zen" oder „Meditation".
- Lassen Sie sich anregen. Zeitgenössische spirituelle Lehrer wie der Dalai Lama, Thich Nhat Hanh oder Pater Anselm Grün helfen mit ihren Predigten und Schriften vielen Menschen, eigene Lebenswerte zu finden und zu festigen. Auch Ihnen?

Tipp

Lesen Sie doch wieder einmal im Neuen Testament! Die Gleichnisse, mit denen Jesus von Nazareth vor rund 2000 Jahren die Menschen faszinierte, geben auch heute überraschende Hinweise, um schwierige Situationen weise zu bewältigen.

37. Meditation – ein Türöffner

In der Meditation bauen wir Stress ab, kommen zur Ruhe und stärken unsere Energie. Wir lernen loszulassen und öffnen uns für neue Perspektiven.

Wie funktioniert Meditation?

Indem Sie sich auf Ihre Körperempfindungen oder Ihre Atmung konzentrieren, richtet sich Ihr Bewusstsein mehr und mehr nach innen.

- Geführte Meditation: Durch eine Stimme werden Sie angeleitet, innere Bilder zu entwickeln. Fantasiereisen und Atemübungen helfen, aus der Entspannung heraus Ideen zu entwickeln.
- Aktive Meditation: Wenn Sie sich bei Bewegung gut entspannen können, probieren Sie aus, wie Ihnen meditativer Tanz gefällt. Auch Pilgerwege oder bewusst ruhige Waldspaziergänge haben einen meditativen Effekt. Kampfkunsttechnik und Bogenschießen helfen, sich zu konzentrieren und die eigene Mitte zu finden.
- Passive Meditation: Um entspannt zu meditieren, können Sie sich im Sitzen oder Liegen bei ruhiger Musik auf Ihren Atem konzentrieren oder ein Bild, eine Kerze, eine Pflanze oder ein Mandala betrachten.

Gut zu wissen

Meditation wird von lateinisch „meditare" = nachdenken, sich versenken, abgeleitet. Der Herzschlag wird verlangsamt, die Atmung vertieft, Muskelspannungen werden reduziert.

Umsetzung im Alltag

Wer regelmäßig meditiert, kommt in Kontakt mit seinen Empfindungen und Bedürfnissen und geht gestärkt auch in schwierige Situationen.

- Treffen Sie leichter Entscheidungen. Nehmen Sie sich eine halbe Stunde und legen Sie sich auf den Rücken. Konzentrieren Sie sich auf Ihre Atmung und achten Sie auf innere Botschaften.
- Aktivieren Sie Ihre Kreativität. In der Meditation ist besonders Ihre rechte, kreative Gehirnhälfte aktiv: Nutzen Sie diesen Zustand, um Bilder und Modelle zu kreieren, die Ihnen bei Problemen helfen. Seien Sie geduldig, wenn es nicht auf Anhieb und auch nicht immer funktioniert.

Was bringt Ihnen Meditation?

- Seelische Gesundheit: Entlasten Sie sich durch Meditation von Ihren täglichen Anforderungen. Gönnen Sie sich Ruhe, um Tageserlebnisse zu verarbeiten.
- Gute Konzentration: Trainieren Sie durch regelmäßige Meditation Ihre Fähigkeit, sich zu konzentrieren. Lernen Sie, Ihre innere Fokussierung gezielt zu steuern.
- Stressbewältigung: Nutzen Sie meditative Techniken wie Atemübungen und Bildbetrachtungen, um in psychischen Belastungssituationen ruhig zu bleiben. Wenn Sie gelassen bleiben, können Sie mit klarem Kopf durchdachte Entscheidungen treffen.

Übung

Setzen Sie sich in ruhiger Umgebung für ca. 20 Minuten aufrecht auf einen Stuhl. Nehmen Sie Ihre Körperempfindungen vom Kopf bis zu den Füßen bewusst wahr und atmen Sie tief und ruhig. Lassen Sie Ihre Gedanken kommen und wieder ziehen.

38. Sein statt Tun

Einfach nur den Gedanken nachhängen, nichts tun und das angenehme Gefühl haben: Mir geht es rundum gut!

Die Seele baumeln lassen

Wenn Sie das Gefühl haben, Ihr Leben läuft gerade in die richtige Richtung, fällt es umso leichter, Dinge und Menschen einfach loszulassen.

- Nehmen Sie einen freien Tag. Nutzen Sie Ihr Überstundenkonto und nehmen Sie sich einen freien Tag, sofern das in Ihrer Firma möglich ist. Tun Sie nur, wonach Ihnen ist.
- Faulenzen Sie ausgiebig. Lernen Sie, sich zu freuen, wenn es regnet, und genießen Sie dann, gemütlich auf dem Sofa zu liegen, Musik zu hören und einfach nur vor sich hin zu träumen.
- Feiern Sie Erntedankfest. Schalten Sie hin und wieder Ihr inneres „Lebenskino“ ein: Schauen Sie dankbar und zufrieden zurück und freuen sich über die Früchte Ihrer Arbeit und Anstrengungen.
- Genießen Sie geschenkte Zeit. Lehnen Sie sich im Verkehrsstau zurück, suchen Sie entspannende Musik und träumen Sie, statt sich zu ärgern und zu verspannen. So vergeht die Zeit im Flug!

Tipp

Planen Sie alle paar Monate „Sinniertage“ ein, an denen Sie einfach nur den Freiraum genießen. Suchen Sie gleich nach dem Aufstehen einen Ort, an dem Sie diesen Tag verbringen möchten, z. B. ein Straßencafé, ein ruhiges Plätzchen im Park etc. Und jetzt: einfach nur da sein, spüren, träumen ...

Orte zum Wohlfühlen

Sinnvolles kommt, wenn es den passenden Raum findet.
Der Wald hat sein eigenes Leben. Lauschen Sie den vielfältigen Geräuschen.
Auf der Bank am Marktplatz können Sie in Ruhe Leute beobachten. Was sie wohl einkaufen, worüber sie sprechen, wohin sie gehen?
In der Kirche finden Sie Andacht und Stille und können religiösen Gedanken nachhängen.
Auf der Brücke am Fluss können Sie vieles ziehen lassen, von dem Sie sich schon lange verabschieden möchten.
Auf dem Berg gewinnen Sie Abstand und Überblick für die nächsten Schritte.
Der See spiegelt Ihr Abbild wider und regt zum Reflektieren und Entspannen an.

Sinn finden und den eigenen Selbstwert spüren

Was bin ich ohne meine Arbeit? ist eine spannende Frage. Mit mir selbst im Reinen zu sein und auch Nichtstun in Ruhe genießen zu können setzt voraus, dass ich mich selbst so annehmen kann, wie ich bin. Wenn es Ihnen schwer fällt, füllen Sie Ihren inneren „Selbstwerttopf", indem Sie alles, was Sie anderen bedeuten, symbolisch hineinfüllen. Ist der Topf am Ende nicht ziemlich voll?

Übung

Wenn Sie ins destruktive Grübeln geraten, halten Sie die Gedanken an. Fragen Sie sich: Was habe ich aus dieser Erfahrung gewonnen? Oder: Wie schaffe ich es, die anstehende schwierige Situation positiv zu meistern? So können sich negative Gefühle allmählich auflösen.

39. Unbewusstes Wissen nutzen

Das Unterbewusste ist unser inneres Archiv, in dem wertvolle Erfahrungen in Bildern und Szenen aufbewahrt werden.

Die innere Schatzkiste öffnen

Kennen Sie das Aha-Erlebnis, wenn Ihnen plötzlich die Lösung für ein verzwicktes Problem kommt? Genau dann hat Ihnen Ihr Unterbewusstsein die passende Botschaft zukommen lassen.

Tipp

Die besten Ideen kommen selten am Schreibtisch, sondern beim entspannenden Vollbad, Joggen oder Spielen mit Ihren Kindern. Nutzen Sie diese Erfahrungen als wertvolle Ressource für Ihre nächste knifflige Aufgabe. Tun Sie häufiger genau das, was bisher beim Problemlösen am effektivsten war.

Träume, Nachtideen und Tagträume

Traumdeutung: Seit Jahrtausenden beschäftigen sich die Menschen mit der Deutung von Träumen. Wenn Sie intensiv träumen und sich gut an Ihre Träume erinnern, informieren Sie sich über die darin auftauchenden Symbole: Sie sind ein Ratgeber Ihres Unbewussten.

Nachtideen: Wenn Sie häufig nachts wach liegen und Ihnen alles Mögliche durch den Kopf geht, ist das ein Zeichen dafür, dass Sie über Ihre Wachphase hinaus Zeit brauchen, um Ihre Erlebnisse zu verarbeiten. Lassen Sie die Gedanken und Bilder kommen. Es kann gut sein, dass ein lang ersehnter Einfall mitten in der Nacht auftaucht. Notieren Sie sich die wertvolle Idee. Um Ihren notwendigen Erholungsschlaf zu bekommen, ist es allerdings besser, Ihre Kreativphasen im Lauf des Tages einzubauen.

Tagträume: Wenn Sie tagsüber in einen angenehmen, nach innen gerichteten Zustand kommen, steigen womöglich Gefühle, Gedanken, Erinnerungen und Bilder in Ihr Bewusstsein, die sonst im Alltag untergehen. Lehnen Sie sich in Ruhe zurück und schauen Sie eine Weile einfach nur vor sich hin. Genießen Sie diesen Zustand bewusst.

Auf dem Weg zur eigenen Weisheit — so stärken Sie Ihre Intuition

In Ihrer inneren Schatztruhe sind all Ihre wertvollen Erfahrungen gespeichert. Durch regelmäßige Meditation schaffen Sie einen Zugang zu Ihrem Unterbewusstsein und gewinnen innere Ruhe und Gelassenheit. Ihre Werte und Einstellungen werden klarer; Sie lernen, Ihr Leben mit Abstand zu betrachten; in entscheidenden Momenten können Sie sich intuitiv richtig entscheiden.

Übung

Sie kommen bei einem Problem nicht weiter? Legen Sie sich hin oder entspannen Sie sich in einem bequemen Sessel und achten Sie einfach auf tiefe Atmung. Können Sie ein entspanntes Gefühl im ganzen Körper wahrnehmen? Stellen Sie sich jetzt etwas besonders Schönes vor, ein Bild vom Urlaub oder einen beruhigenden Gedanken. Genießen Sie diesen Zustand, bis Sie – nach etwa 20 Minuten – von einem Gefühl der Frische überrascht werden. Haben Sie eine Antwort auf Ihre Frage finden können? Wenn nicht, seien Sie geduldig und wiederholen Sie die Übung in den kommenden Tagen immer wieder.

40. Künstler werden

Im Job ist vor allem Ihr Kopf gefragt? Dann schafft eine Freizeitbeschäftigung, bei der Sie mit den Händen arbeiten, einen wohltuenden Ausgleich.

Was ist Ihr Lieblingshobby?

Wenn Sie bereits einer kreativen Freizeitbeschäftigung nachgehen, wissen Sie, wie gut es tut, Ihrer Fantasie Ausdruck zu verleihen. Welche dieser Aktivitäten spricht Sie am meisten an? Welche davon haben Sie vielleicht schon einmal ausgeübt und würden gerne an altes Wissen anknüpfen?

- Malen mit Aquarell- oder Acrylfarben, Zeichnen oder Actionpainting, bei dem die Farbe schwungvoll auf die Leinwand „geworfen" wird.
- Gestalten mit Materialien wie Stoff, Holz, Ton oder Wolle.
- Schreinern.
- Singen und Musizieren.
- Schreiben oder Dichten.
- Gärtnern oder florales Gestalten.

Probieren Sie doch einfach mal etwas Neues aus: Wie wäre es, einen Malkurs an der Volkshochschule zu belegen, mit Freunden Musik zu machen oder bei einem Musikstudenten Klavierunterricht zu nehmen?

Tipp

Der Dirigent und Violinvirtuose Lord Yehudi Menuhin nannte das Singen die direkte Sprache des Herzens und der Gefühle. Suchen Sie sich einen Chor in nächster Umgebung, der Ihrem Musikgeschmack entspricht. Musikschulen oder Kirchengemeinden sind gute Anlaufstellen.

Schaffen Sie sich durch Kreativität innere Freiheit

- Drücken Sie Ihre Gefühle aus. Manchmal lassen sich Gefühle schwer in Worte fassen, egal ob positiv oder negativ. Gefühle nach außen zu tragen erleichtert aber die Seele. Nutzen Sie Ihren persönlichen Draht zur gestalterischen, musischen oder schriftlichen Kreativität und lassen Sie Ihren Gefühlen freien Lauf.
- Schalten Sie Ihre Gedanken ab. Nutzen Sie die Macht Ihrer Fantasie, um einen Ausgleich zum rationalen Denken und Handeln zu schaffen. Entscheiden Sie intuitiv, zu welchen Farben Sie greifen oder welche Melodien Sie spielen.
- Lassen Sie sich inspirieren. Beim Eintauchen in kreative Beschäftigungen können Sie in eine Art meditativen Zustand kommen. Betrachten Sie mit Neugierde die Bilder und Botschaften, die aus Ihrer inneren Schatztruhe nach oben kommen.

Zusammen kreativ werden

Vielleicht finden Sie unter Ihren Freunden, Bekannten oder Kollegen jemanden, der ebenfalls für Ihre kreativen Ideen zu begeistern ist? Überlegen Sie, wer am ehesten in Frage käme, und starten Sie mit einem gemütlichen Kreativabend. Ist niemand zu überzeugen, suchen Sie Gleichgesinnte in einem Volkshochschulkurs. Die Semester beginnen jeweils im Frühjahr und Herbst.

Tipp

Haben Sie als Kind mit Leidenschaft gemalt, gebastelt oder Flöte gespielt? Wobei sind Sie richtig versunken und konnten Ihrer Fantasie freien Lauf lassen? Das funktioniert bestimmt auch heute noch. Probieren Sie es aus!

41. Sich von Kunst inspirieren lassen

Großen Komponisten lauschen, vor beeindruckenden Kunstwerken staunen oder in guter Literatur versinken ... Bereichern Sie Ihr Leben mit Kunst!

Beeinflussen Sie Ihre Gefühle durch Musik

In Musik spiegelt sich die Vielfalt unserer Gefühle, wie z. B. Euphorie oder Wut. Welche Musik hören Sie, um gute Laune zu bekommen? Finden Sie heraus, was verschiedene Musikrichtungen bei Ihnen auslösen:

- Klassische Musik: Lassen Sie sich von angenehmen Klängen beruhigen. Bestimmten Melodien und Rhythmen können Ihre Konzentration und Leistungsfähigkeit steigern und untermalen ein schönes Abendessen.
- Soul: Ausdrucksstarke Soulsänger wie Ray Charles oder Aretha Franklin geben starken Emotionen Raum.
- Romantische Musik: Geben Sie mit gefühlvollen Balladen von Whitney Houston oder Celine Dion einem romantischen Abend die passende Stimmung.
- Lateinamerikanische Musik: Salsa, Merengue und Samba machen gute Laune und bringen einen Schuss Exotik in den Alltag.

Gut zu wissen

Kinder, die ein Musikinstrument spielen, sind laut Studien motivierter, ausgeglichener und kommunikativer. Mit Sicherheit sind bei Erwachsenen ähnlich positive Effekte zu erzielen.

- Hardrock: Wenn Sie nach Möglichkeiten suchen, auf gesunde Weise Ihre Aggressionen abzubauen, drehen Sie Rockmusik (z. B. AC/DC oder Queen) laut und tanzen Sie bis zur angenehmen Erschöpfung!

Gute Literatur weckt auf

- Durch Unbekanntes anregen lassen. Gute Literatur ist wie das Leben: Sie inspiriert, weil wir Unbekanntem begegnen. Verschaffen Sie sich Impulse durch spannende Geschichten; stellen Sie sich neuen Denk- und Sichtweisen.
- Von Geschichten elektrisiert werden. Manchmal bewegt sich beim Lesen etwas in Kopf und Herz, und Sie schauen auch im eigenen Leben anders hin. Lassen Sie sich von guten Autoren sensibilisieren.
- Aus guten Texten Stärke gewinnen. Wenn Sie in eine packende Handlung versinken und sich gleichzeitig mit der Hauptfigur identifizieren, kehren Sie nach dem Lesen wie durch einen Freund gestärkt in den Alltag zurück.

Kunst regt an

Mögen Sie van Gogh, Matisse oder Kandinsky? Modernes Theater oder Klavierkonzerte? Kunst genießen und dabei zur Ruhe finden kann wunderbar auf die Seele wirken. Falls Sie sich gerne von Kunst inspirieren lassen, besuchen Sie doch öfter eine Vernissage. Bei Ausstellungseröffnungen lernen Sie häufig die Künstler persönlich kennen und erfahren von ihren Gedanken, Gefühlen und Werten.

Tipp

Mal wieder in einen guten Film gehen, ins Theater oder zu einer Lesung? Besorgen Sie sich das Programm der nächstgelegenen Kleinkunstbühne, des Literaturhauses Ihrer Stadt oder schauen Sie im Internet nach kulturellen Terminen.

42. Erfahrung von Freunden nutzen

Mit wem kann man besser über Gott und die Welt reden als mit den besten Freunden? Ein gutes Gespräch kann den Tag wie eine Perle schimmern lassen.

Worüber man nur mit guten Freunden sprechen kann

Wenn neue Situationen und Probleme auftauchen und man nicht mehr weiß, was man denken soll, tut es gut, sich jemandem anvertrauen zu können.

- Bei der Veränderung Ihres Weltbilds: Waren Sie schon einmal in einer Situation, in der Ihre eigenen Werte, die bisher Gültigkeit hatten, von Grund auf in Frage gestellt wurden? Unterstützung und Rat von Freunden können in solchen Umbruchphasen helfen, wieder klarer zu sehen.
- Bei großen Enttäuschungen: Wenn Sie sich auf etwas im Leben fest verlassen haben und diese Sicherheit zerbricht, ist es beruhigend, wenn man von guten Freunden aufgefangen wird.
- Auf der Suche nach Sinn: Was gibt dem Leben Sinn? Dazu hat jeder eine eigene Meinung. Diskutieren Sie mit Ihren Freunden, hier bekommen Sie die schönsten Anregungen.

Tipp

Werden Sie gemeinsam mit Ihren Freunden aktiv und packen Sie an, was Sie in Ihren Diskussionen als gesellschaftliche Baustellen identifiziert haben. Engagieren Sie sich für ein soziales Projekt oder für politische Themen.

Was tun bei unterschiedlichen Wertvorstellungen?

Die besten Freunde sehen meistens viele Dinge ähnlich wie wir. Spannend wird es, wenn Sie auf ein Thema stoßen, bei dem Sie unterschiedlicher Meinung sind: sei es Erziehung, Politik oder Umweltschutz.

- Engagiert diskutieren: Sie können es schwer akzeptieren, mit Ihrem Freund/Ihrer Freundin nicht im Gleichklang zu schwingen? Freuen Sie sich an der Vielfalt.
- Mutig Eigenes vertreten: Sehen Sie Ihre gute Beziehungsbasis als stabilen Boden, auf dem Sie diplomatisch oder auch deutlich Ihre Einstellung vertreten können.
- In andere hineinversetzen: Können Sie nachvollziehen, wie die Haltung Ihrer Freunde entstanden ist? In einer reifen Freundschaft gehört es dazu, andere Sichtweisen zu akzeptieren. Sehen Sie es als Spiel, das man nicht so ernst zu nehmen braucht.

Aufgefangen in Sinnkrisen

An wen würden Sie sich wenden, wenn Sie Impulse für Ihr Leben bräuchten? Wem würden Sie Ihre Zweifel und Unsicherheiten anvertrauen? Überlegen Sie, wer Ihrer Freunde oder Kollegen sich im Moment in einer Krise befindet. Bieten Sie sich als verständnisvoller Zuhörer an. Umgekehrt können Sie auf der Suche nach dem, was wirklich wichtig ist, vertraute Personen weiterbringen. Voraussetzung sind gut gepflegte Beziehungen.

Denken Sie daran

Kennen Sie die Einstellung Ihrer besten Freunde zu Kinderwunsch, Ökologie, Religion oder Lebensplanung? Wie wäre es, beim nächsten Glas Wein darüber zu diskutieren?

43. Vorbilder motivieren

Martin Luther King, Che Guevara oder der Dalai Lama – ihre Sicht auf die Welt kann auch Ihnen bei der Frage „Wie geht es für mich weiter?" helfen.

Was macht große Persönlichkeiten aus?

Es gibt wenige, die ihr ganzes Leben einer Überzeugung widmen. Viele haben vor der inneren Kraft und dem missionarischen Willen solcher Menschen großen Respekt.

- Stark wie Mahatma Gandhi: Felsenfest überzeugt von Gewaltlosigkeit lebte er dieses Prinzip und führte damit Indien in die Freiheit. Martin Luther King ließ sich davon inspirieren und überzeugte Hunderttausende in den USA.
- Weise wie der Dalai Lama: Mit einem Lächeln und klaren, wegweisenden Lösungen für komplexe Situationen im Leben gibt er Menschen weltweit Orientierung.
- Ausdauernd wie Mutter Teresa: Sie hat gezeigt, wie man sich mit langem Atem für ein Lebensprojekt einsetzen kann. Ohne große Mittel, allein mit ihrer schier grenzenlosen Energie, hat sie viel bewegt.

Übung

Wenn Sie ein Vorbild haben, das Sie bewundern, analysieren Sie, was genau Sie so sehr an dieser Person schätzen. Welche Eigenschaften faszinieren Sie? Welche Bedeutung kann das für Ihr eigenes Leben haben und wie können Sie diese Erkenntnis konkret umsetzen?

Vorbilder aus der Kindheit

Gab es in Ihrer Kindheit Personen, zu denen Sie aufgeschaut haben? Wessen Rückmeldung auf Ihr Verhalten, wessen Rat und Unterstützung und wessen Anerkennung war Ihnen besonders wichtig?

- Wer ein Fels in der Brandung war: Erinnern Sie sich an Ihre Großeltern: Gehörten sie zu denen, die durch Lebenserfahrungen zu Gelassenheit gefunden hatten und in fast jeder Situation standfest bleiben konnten? Wenn ja, können Sie davon etwas für sich selbst nutzen?
- Wer die Wogen glätten konnte: Wer in Ihrer Familie hatte das Talent, in Konfliktsituationen die entscheidenden Worte zu sagen, um die Gemüter zu beruhigen? Wie genau hat das damals funktioniert?
- Wer Sie begeistern konnte: An welchen Lehrer erinnern Sie sich am liebsten? Hat er es mit Witz, guter Rhetorik und Lebendigkeit geschafft, Sie auch für langweilige Fächer zu begeistern?

Wenn Sie diese Personen vor Augen haben, vergleichen Sie sie mit Ihrem derzeitigen Leben: Für welche Werte stehen sie? Wie haben diese Personen Sie persönlich geprägt und beeinflusst? Welche Eigenschaften haben Sie – bewusst oder unbewusst – übernommen?

Übung

Vorbilder im Job zeigen, was man selbst gerne erreichen möchte. Welche Eigenschaften haben Ihrem Chef zu seiner Position verholfen, warum wird die Assistentin von allen geschätzt? Picken Sie sich bei den entsprechenden Personen deren Pluspunkte heraus. Bauen Sie die Stärken gedanklich in Ihr eigenes Repertoire ein. Trainieren Sie in kleinen Schritten, diese Stärken umzusetzen.

44. Erste Hilfe für Lebenswerte

Wie bei einer Brücke während eines Erdbebens wackeln in Krisenzeiten oft alle (Lebens-) Pfeiler gleichzeitig. Aber es gibt Wege, zu neuer Stabilität zu finden.

Nehmen Sie sich eine Auszeit

Wenn Sie auf der Suche nach Orientierung sind, gönnen Sie sich ein paar freie Tage. Die Indianer nennen die Suche nach dem Sinn „Vision Quest" und gehen alleine in die Natur. Wie könnte Ihr „Vision Quest" aussehen?

- Alleine zum Wandern gehen.
- Sich für eine Woche in einem schönen Kloster oder Landhotel einmieten.
- Ein Seminar besuchen, das Ihrer aktuellen Fragestellung entspricht.
- Gute alte Freunde besuchen.
- Mit Ihrer Großmutter oder einer anderen älteren Person sprechen.
- An Ihren Lieblingsurlaubsort fahren.

Sprechen Sie über Ihre Situation

Drehen Sie sich immer wieder im Kreis? Suchen Sie sich private oder professionelle Unterstützung. Verständnis und Orientierung geben Ihnen

- kirchliche Lebensberater,
- Gemeindepfarrer oder -diakone,
- Psychologen oder Psychotherapeuten,
- Coaches,
- systemische Paar- und Familienberater,
- Menschen, die selbst bereits aus ähnlichen Situationen herausgefunden haben,
- Selbsthilfegruppen,

- Freunde und Bekannte, die gut zuhören können und sich Zeit für Sie nehmen.

Lesen Sie in Lebensratgebern

Manchmal springt uns in der Buchhandlung ein Ratgeber an, der für uns geschrieben zu sein scheint. Nehmen Sie sich einen Nachmittag frei und stöbern Sie. Was Ihnen den entscheidenden Input geben kann:

- Bücher der Kategorie „Lebenshilfe",
- religiöse Literatur,
- alte Philosophen,
- Romane, die ein ähnliches Problem wie Ihr eigenes behandeln und vielleicht eine Lösung anbieten,
- zeitgenössische Sinnstifter wie Anselm Grün, der Dalai Lama oder Thich Nhat Hanh.

Nehmen Sie ein oder zwei Bücher mit nach Hause und machen Sie es sich mit einer Kanne Tee unter der Decke gemütlich. Und jetzt: Inspirieren lassen!

Übung

Gönnen Sie sich einen ruhigen Tag. Erinnern Sie sich an Ihre letzte überwundene Krise und zeichnen Sie diese in Form eines Flusses, an dem eine Biegung die Zeit der Krise symbolisiert. Notieren Sie, wann Sie den Beginn der Krise bemerkt haben: Welche Gefühle hatten Sie, wie haben Sie sich verhalten, wer hat Ihnen geholfen? Wie kam es zur Lösung? Welche Impulse können Sie davon jetzt nutzen?

1.
2.
3.

Schreiben Sie Ihre Erkenntnisse auf und planen Sie die Route, auf der Sie sich wieder stabiler und wohler fühlen werden.

45. Bücher/Adressen, die weiterhelfen

Internet

Bueromanagement-jahn.de
Service für alle, die ihre Arbeitsplatzstruktur, ihren Arbeitsstil und ihre Ablage verbessern wollen.

Gesundheit.de
Online-Ratgeber mit umfassenden Informationen zu Ernährung, Familie, Fitness & Wellness. Mit medizinischen Tipps.

Kloster-Messelhausen.de
Adresse eines idyllisch gelegenen Augustinerklosters, das Gelegenheit für Begegnung und Besinnung ermöglicht.

Orgenda.de
Das Online-Portal der Marke „simplify" bietet Tipps und Newsletter, u. a. zu den Themen „simplify your life", „simplify your money" und „simplify yourself".

Zeitzuleben.de
Der Online-Ratgeber für alle, die sich für die Themen Erfolg, Zufriedenheit und Lebensqualität interessieren.

Buchtipps

Körperliches Wohlbefinden:

Nelke, Sabine/Tanzer, Ulrike: *Essen und Trinken gegen Burnout. Tipps & Rezepte*. Care-Line Verlag, Neuried.

Rossi, Ernest L.: *20 Minuten Pause. Wie Sie seelischen und körperlichen Zusammenbruch vermeiden*. Junfermann Verlag, Paderborn.

Schmidt, Mathias R. (u. a.): *Schlank mit Nordic Walking*. GU Verlag, München.

Schwarz, Hubert: *Power of Mind. Entdecken Sie die Kraft Ihres Willens*. Südwest-Verlag, München.

Angemessene Arbeitsleistung:

Bohn, Susanne: *Karrierekick Kind. So erfüllt sich Ihr Wunsch nach Familie und Erfolg im Beruf*. BW Verlag Bildung und Wissen, Nürnberg.

Burger, Arno: *Die E-Mail-Flut eindämmen*. Cornelsen Verlag, Berlin.

Nussbaum, Cordula: *300 Tipps für mehr Zeit*. GU Verlag, München.

Verlag für die Deutsche Wirtschaft AG: *Simplify your Work* (Zeitschrift), Bonn.

Lebendige Beziehungen:

Bohn, Susanne: *30 Minuten für die Vereinbarkeit von Familie und Beruf*. GABAL Verlag, Frankfurt.

Jellouschek, Hans: *Wie Partnerschaft gelingt – Spielregeln der Liebe. Beziehungskrisen sind Entwicklungschancen*. Herder Verlag, Freiburg.

Lämmle, Brigitte/Wünsch, Gabriele: *FamilienBande. So gewinnen Sie Raum für lebendige Partnerschaft, glückliche Familie, gesunde Beziehungen*. Mosaik bei Goldmann, München.

Stabile Lebenswerte:

Covey, Stephen R.: *Die 7 Wege zur Effektivität. Prinzipien für persönlichen und beruflichen Erfolg*. GABAL Verlag, Frankfurt.

Dalai Lama XIV: *Der Weg zum Glück. Sinn im Leben finden*. Herder Verlag, Freiburg.

Grün, Anselm: *Bleib Deinen Träumen auf der Spur. Buch der Sehnsucht*. Herder Verlag, Freiburg.

Hanh, Thich Nhat: *Lächle deinem eigenen Herzen zu. Wege zu einem achtsamen Leben*. Herder Verlag, Freiburg.

Hinweis

Die Beiträge in diesem Buch sind sorgfältig recherchiert und entsprechen dem aktuellen Stand.
Abweichungen, beispielsweise durch seit Drucklegung geänderte Preise, Gebühren, Anlageentwicklungen, WWW-Adressen etc. sind nicht auszuschließen.
Weder Autor noch Verlag können für eventuelle Nachteile oder Schäden, die aus den im Buch gegebenen praktischen Hinweisen resultieren, eine Haftung übernehmen.
Die hin und wieder erscheinende männliche Form ist, wenn nicht anders präzisiert, als geschlechtsneutraler Kollektivbegriff für Frauen und Männer gemeint.

GRÄFE UND UNZER VERLAG, Redaktion Leben & Lernen
Grillparzerstr. 12, 81675 München

Leitende Redaktion: Anita Zellner
Redaktion: Sabine Schlimm
Lektorat: Ruth Wiebusch
Korrektorat: Bettina Boecker

Titelillustration: Wai/Die Illustratoren
Umschlaggestaltung und Layout: independent Medien-Design
Herstellung: Renate Hutt
Satz: Filmsatz Schröter, München
Repro: Penta, München
Druck und Bindung: Druckerei Auer, Donauwörth

ISBN 978-3-8338-0786-2

1. Auflage 2007

GRÄFE UND UNZER

100 JAHRE GANSKE VERLAGSGRUPPE

Ein Unternehmen der
GANSKE VERLAGSGRUPPE